CONTRIBUTION A L'ÉTUDE

DES

LÉSIONS DU PANCRÉAS

DANS LE DIABÈTE PANCRÉATIQUE

(Travail du laboratoire d'Anatomie pathologique)

PAR

Le docteur E. GELLÉ

Préparateur d'Anatomie pathologique, Chargé des Travaux pratiques
Interne des Hôpitaux
Lauréat de l'Association des Internes et anciens Internes, 1904, Section de Médecine
Lauréat de la Société Centrale de Médecine du Nord, 1903, Médaille d'argent
Lauréat 1er de la Faculté
Prix des Amis de l'Université, 1902
Prix Philippart, 1903
Subvention Philippart, 1904

LILLE
LE BIGOT FRÈRES, IMPRIMEURS-ÉDITEURS
25, rue Nicolas-Leblanc, 25
—
1905

CONTRIBUTION A L'ÉTUDE

DES

LÉSIONS DU PANCRÉAS

DANS LE DIABÈTE PANCRÉATIQUE

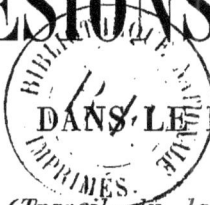

(Travail du laboratoire d'Anatomie pathologique)

PAR

Le docteur E. GELLÉ

Préparateur d'Anatomie pathologique, Chargé des Travaux pratiques
Interne des Hôpitaux
Lauréat de l'Association des Internes et anciens Internes, 1904, Section de Médecine
Lauréat de la Société Centrale de Médecine du Nord, 1903, Médaille d'argent
Lauréat ter de la Faculté
Prix des Amis de l'Université, 1902
Prix Philippart, 1903
Subvention Philippart, 1904

LILLE
LE BIGOT FRÈRES, IMPRIMEURS-ÉDITEURS
25, rue Nicolas-Leblanc, 25
—
1905

A LA MÉMOIRE DE MON PÈRE

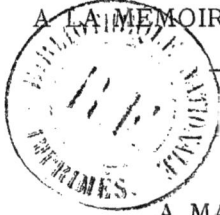

A MA MÈRE

Avec ma profonde et respectueuse affection.

———

A MON FRÈRE

———

A MES AMIS

A MONSIEUR LE DOYEN

A MES MAÎTRES DE LA FACULTÉ ET DES HÔPITAUX

Comme gage d'une sincère reconnaissance pour les nombreux conseils et l'enseignement qu'ils m'ont prodigués durant mes études.

A MONSIEUR LE PROFESSEUR FOLET

Externat 1899.

A MONSIEUR LE PROFESSEUR-AGRÉGÉ PATOIR

Externat 1900.

A MONSIEUR LE PROFESSEUR LEMOINE

Externat 1901. — Internat 1904.

A MONSIEUR LE PROFESSEUR GAULARD

Internat 1901.

A MONSIEUR LE PROFESSEUR CHARMEIL

Internat 1902.

A MONSIEUR LE PROFESSEUR DUBAR

Internat 1903.

A MONSIEUR LE PROFESSEUR COMBEMALE

Doyen de la Faculté

Internat 1903-1904.

A Monsieur le Professeur CURTIS

Mon cher Maître,

C'est à vous que revient l'honneur de ce travail, car il est vôtre non seulement par les conseils que vous n'avez cessé de me prodiguer durant mes années passées dans votre laboratoire, mais aussi par l'aide constante que vous m'avez apportée alors que je le terminai. Je vous prie donc d'accepter cette thèse comme hommage de ma très profonde et sincère reconnaissance.

Votre élève,

E. Gellé

Je prie Monsieur le Professeur LAGUESSE d'agréer l'expression de mes respectueux remerciements pour la grande bienveillance qu'il me témoigna au cours de ce travail.

HISTORIQUE [1]

On peut diviser en trois grandes périodes l'histoire des lésions du pancréas au cours du Diabète.

Dans une première periode se rangent les observations parues avant la communication de Lancereaux **(13)**[2] à l'Académie de Medecine en 1877.

Une seconde comprend les faits publiés depuis 1877 jusqu'aux travaux de M. le Professeur Laguesse **(41)** et de Diamare **(43)** (1893 et 1898), sur l'histologie normale du pancréas.

Une troisième, enfin, s'étend depuis cette époque jusqu'à nos jours.

Dans toute la première période, nous ne rencontrons, au cours d'autopsies de diabétiques, que des indications sommaires de lésions du pancréas qui pour presque tous les auteurs paraissent subordonnées à celles d'autres organes (reins, foie).

Première période.

C'est dans le livre de **Chopart (1)** « *maladies du rein* » que nous trouvons mentionnée pour la première fois une altération du pancréas chez un diabétique.

Mais cette observation n'est que très succincte, et,

[1]. Nous ne donnerons dans ce chapitre que l'analyse des travaux et observations qu'il nous fut possible de contrôler.

[2]. Les chiffres en gras correspondent à l'Index bibliographique.

pour certains auteurs, Lapierre (**17**) en particulier, il faudrait l'attribuer à **Cawley** (**2**).

Le pancréas, y lisons-nous, était plein de calculs blancs qui n'excédaient pas le volume d'un pois ».

D'ailleurs, l'auteur attachait peu d'importance à cette lésion, car le diabète, d'après Chopart, résultait d'une altération des reins.

En 1833, **Bright** (**3**) publie une observation complète d'un individu de 49 ans atteint de diabète. D'après la description macroscopique, il s'agit selon toute probabilité d'une tumeur cancéreuse de la tête du pancréas.

« L'organe au niveau de la tête était adhérent aux glandes voisines et formait avec celles-ci une masse globulaire, dure, autour de laquelle s'enroulait le duodénum. Le pylore et le duodénum adhéraient intimement à la tumeur. En deux points où le pancréas et le duodénum étaient soudés ensemble siégeait une ulcération à bords durs et d'apparence squirrheuse, comprenant toute l'épaisseur de l'intestin. L'une avait la surface d'un schelling, l'autre celle d'un penny d'argent. Le pancréas était dur, de consistance cartilagineuse, et offrait une brillante coloration jaune. »

Mais l'auteur n'ajoute aucun commentaire.

Ces relations d'altérations pancréatiques toujours très courtes n'étaient d'ailleurs signalées qu'incidemment et n'entraient pas en ligne de compte dans la pathogénie du diabète quand parurent les nombreux travaux de **Bouchardat** (**4**) et de **Bouchardat et Sandras** (**5**).

Bouchardat s'occupant du rôle du pancréas dans la digestion et l'assimilation des féculents, s'était convaincu, bien que n'ayant pas eu l'occasion de pratiquer d'autopsie de diabétiques, de l'importance très grande du pancréas dans le diabète, et c'est ainsi que dans son annuaire de thérapeutique de 1846 nous lisons, page 207, le passage suivant :

« Je puis dire que l'altération du pancréas doit jouer
« un rôle considérable dans la production de la glyco-
« surie. Bien qu'il ne m'ait pas été donné, ce dont je
« remercie le ciel, de faire depuis ce temps l'autopsie
« d'aucun malade affecté de glycosurie et, par consé-
« quent d'étudier avec soin le pancréas, voici cependant
« les considérations qui semblent donner une grande
« valeur à l'opinion que j'avance. »

Bouchardat(4) rappelle alors les expériences de Haller
(expériences consistant en l'extirpation du pancréas), et
même essaye de les renouveler sans toutefois pouvoir y
parvenir (ceci en collaboration de *Sandras*). Il pratique
la ligature du canal de Wirsung. Note dans les urines
d'un chien en expérience « du sucre de fécule ainsi que
de l'albumine », et ajoute, page 209 : « A l'avenir, chez
« tous les glycosuriques que je soignerai, je surveillerai
« attentivement l'état du pancréas, et je conjure les
« praticiens qui verront des malades atteints de cette
« affection de ne point perdre de vue le pancréas qui
« joue le rôle principal dans la digestion des féculents.»

Ainsi le diabète d'origine pancréatique était nettement entrevu par cet auteur en 1846. Mais **Bouchardat**
(4) n'osa jamais se prononcer d'une façon absolument
catégorique, et nous lisons dans son traité du diabète en
1875, page 162 : « Une objection, à cette théorie, dont je
« suis loin de ne pas reconnaître l'importance, se pré-
« sente naturellement. Si j'ai observé chez quelques
« glycosuriques une altération bien manifeste du pan-
« créas ou de ses conduits, il est d'autres observateurs
« et je suis moi-même de ce nombre, qui, pour la
« grande majorité des cas, n'ont rien trouvé d'anormal
« dans le pancréas des glycosuriques. »

D'ailleurs le rapport causal entre les altérations du
pancréas et le diabète était loin d'être admis par les con-
temporains de **Bouchardat (4)**. **Claude Bernard (6)** en

particulier donnait (en 1855) une origine tout autre à la glycosurie comme le témoigne le paragraphe suivant tiré de la vingt-deuxième leçon de Physiologie expérimentale, page 418.

« Je signalerai en passant deux cas d'autopsies de
« diabétiques dans lesquelles j'ai trouvé le pancréas
« excessivement petit, très atrophié, sans pourtant
« présenter d'autres altérations que cette diminution de
« volume. Cette atrophie du pancréas coïnciderait-elle
« avec un symptôme signalé par certains auteurs savoir,
« la présence de matières grasses dans les selles des
« diabétiques ? Dans les cas dont il est question, l'atten-
« tion n'avait pas été dirigée vers le symptôme pendant
« la vie du malade. »

D'ailleurs, Cl. Bernard (6) ne cite cette modification du pancréas que très incidemment, car un peu plus loin, pages 420 et 423, il déclare nettement que l'organe affecté n'est autre que le foie « probablement sous l'influence de troubles réflexes d'origine nerveuse. »

Longtemps cette idée devait prévaloir puisque dans ses leçons sur le diabète et la glycogénie animale, page 437 en 1877, ce même auteur écrivait : « Il paraît donc
« évident, ainsi que l'expérience l'a d'ailleurs prouvé,
« que chez les diabétiques le foie n'a pas perdu ses fonc-
« tions, il pèche, au contraire, par un fonctionnement
« trop actif et par une vitalité exubérante. Il ne s'agit
« donc pas ici d'un trouble imputable à une lésion ana-
« tomique qui empêche la fonction, il s'agit d'un trouble
« fonctionnel sur lequel l'inspection cadavérique ne sau-
« rait donner aucun éclaircissement. Donc (page 439) il
« faut avoir le foie anatomiquement sain pour être
« diabétique. Mais il survient des lésions anatomiques
« qui sont la conséquence de la glycémie. Elle-même et
« ces lésions peuvent se rencontrer alors soit dans le
« foie soit dans d'autres tissus ou organes. »

Cependant les observations relatant des altérations du pancréas chez les diabétiques continuaient à paraître.

C'est **Frerichs (7)** avec deux cas en 1862.

L'un est un simple fait d'autopsie où en deux lignes l'auteur constate chez une diabétique morte à l'hôpital de Breslau une atrophie et une dégénérescence graisseuse du pancréas. L'autre très détaillé a rapport à un malade, Guillaume Vogel, âgé de 50 ans, mort le 19 avril 1854 et qui, atteint de cancer de la tête du pancréas, avait présenté de la glycosurie.

A l'autopsie, en plus des lésions cancéreuses de la tête du pancréas, on constate une atrophie du reste de l'organe qui n'est pas cancéreux. Le canal de Wirsung est très distendu et présente des kystes et des dilatations sur toute son étendue tant dans la tumeur que dans les autres parties du pancréas.

De plus dans les commentaires de cette dernière observation, **Frerichs (7)**, tout en admettant que le diabète est dû à une stase biliaire dans le foie, ajoute cependant « qu'il a été frappé de la fréquence des maladies du « pancréas dans le diabète. Sur 9 cas, je trouvai l'atro- « phie et la dégénérescence graisseuse de cette glande « 5 fois. Il reste encore à décider s'il y a là un rapport « de causalité et de quelle nature il est. »

Deux ans plus tard, 1864, viennent les 3 observations de **Von Recklinghausen (8)**. Les deux premières se rapportent au diabète pancréatique ; la troisième, au contraire, a trait à une glycosurie de cause nerveuse.

Nous donnons ici le résumé de ces 2 observations à cause de leur importance.

Le premier cas est celui d'un chapelier K..., âgé de 40 ans, et diabétique depuis 1859.

« La quantité de sucre dans les urines variait entre « 4 et 5 gr. pour 100. La densité était de 1030. La mort « survient le 15 août 1863. L'autopsie fut faite le 16.

« On trouve à l'autopsie une grosse tumeur passant « sous le mésocôlon et refoulant la partie pylorique de

« l'estomac. Entre le duodénum et le bord droit de la
« tumeur, on reconnaît encore très bien la tête du
« pancréas. Le conduit pancréatique dont l'ouverture
« duodénale est libre, est encore normal au niveau de la
« tête, mais se met presqu'aussitôt en contact avec la
« tumeur, et se trouve séparé alors du tissu glandulaire.
« Il est inclus dans un tissu blanc et dur qui, d'une part,
« se continue avec la tête du pancréas, et, d'autre part
« fait corps avec la tumeur elle-même. L'extrémité du
« canal qui touche à la tumeur est oblitérée par un cal-
« cul du volume d'un haricot. La tumeur elle-même est
« sphérique, de la grosseur d'une tête d'enfant, et con-
« siste en un sac fibreux qui renferme un liquide aqueux,
« trouble et jaune. Au-delà, on retrouve une languette
« indurée ne laissant plus voir de lobulation, et présen-
« tant encore un aspect glandulaire qui doit être consi-
« dérée comme le reste de la queue. »

Le second cas est intitulé « Concrétions, ectasies du
« conduit pancréatique et destruction du parenchyme
« glandulaire.

« C'est l'observation d'un homme de 26 ans, ramo-
« neur, qui meurt du diabète le 6 juillet 1863.

« A l'autopsie, faite le lendemain, on retrouve, à la
« place du pancréas, une masse graisseuse qui, en volume
« et forme, ressemble à la glande. Il ne reste plus, au
« niveau de la tête, que quelques nodules glandulaires
« perdus au milieu des lobules graisseux. Au centre de
« cette masse adipeuse se rencontre le canal pancréatique
« qui, dans sa partie moyenne, renferme deux calculs
« couverts de petits éperons qui s'enfoncent dans les
« dilatations sacciformes du conduit. »

Plus tard (1873), **Silver** (**9**) communique le cas d'un
diabétique de 32 ans dont le pancréas avait subi une
dégénérescence graisseuse totale avec disparition complète des éléments glandulaires et calcification de
quelques points.

L'année suivante **Harnack** (**10**) (1874) relate un cas qui
se résume ainsi. « Il s'agit d'un paysan âgé de 33 ans
dont le diabète dura un an. La quantité de sucre dans
les urines est d'abord de 600 à 800 gr. par jour puis de 92
gr. et enfin de 51 gr. A l'autopsie on constate, à l'examen

microscopique du pancréas, une infiltration graisseuse très étendue.

En 1875, **Frison (11)** publie une observation de pancréatite suppurée avec ictère par rétention et glycosurie consécutive. Un abcès siégeait dans la queue du pancréas tandis que la tête et le corps de l'organe étaient également infiltrés de pus.

Peu après, 1877, **Lecorché (12)** fait paraître son traité du diabète et consacre tout un paragraphe aux altérations du pancréas. Se fondant de plus sur les recherches de Pink et de Heidenham, il admet « l'existence de certaines glycosuries de provenance pancréatique. »

Ici se clôt la période de simples constatations anatomiques qui ne se trouvent réunies entre elles par aucune conception générale.

C'est **Lancereaux (13)** qui le premier, en 1877, érigea en véritable doctrine l'histoire des rapports des lésions du pancréas et du diabète. Il communiqua pendant cette année à l'Académie de Médecine un mémoire intitulé : « Notes et réflexions à propos de deux cas de diabète avec altérations du pancréas. » Non seulement on peut y lire ces deux observations personnelles et minutieusement étudiées, mais encore Lancereaux a soin de rassembler les cas de Cawley, de Chopart, de Frerichs, et ne craint pas de conclure « à une relation causale entre les altérations graves du pancréas et le diabète sucré » établissant ainsi une forme spéciale de diabète.

Nous renvoyons pour les détails cliniques aux observations et nous ne mentionnons ici que les détails relatifs à l'état du pancréas.

Des deux observations, la première se rapporte à une femme de 61 ans.

« A l'autopsie, le pancréas est le siège d'une altéra-

« tion remarquable ; il présente 3 parties fort distinctes.
« Une première constituée par la queue, ferme, dure,
« résistante, manifestement atrophiée ; elle a une éten-
« due de 6 centimètres. Dans une seconde partie, qui
« comprendrait un peu plus du tiers moyen de l'organe,
« le tissu du pancréas a totalement disparu. C'est à
« peine si l'on arrive à trouver la trace de son canal. Une
« troisième partie est enfin constituée par la tête de
« l'organe. Celle-ci, petite et atrophiée, a néanmoins con-
« servé sa forme et présente des grains glandulaires très
« reconnaissables. Le canal pancréatique vient s'abou-
« cher avec le canal cholédoque au niveau de l'ampoule
« de Water. Un stylet fin poussé dans ce canal se trouve
« arrêté au niveau du point où disparaît la substance
« pancréatique. De même, un stylet très fin, introduit
« dans la portion restante de la queue du pancréas, est
« également arrêté près de la partie moyenne, de sorte
« que le canal pancréatique est d'abord rétréci, puis
« complètement refermé dans un peu plus de son tiers
« moyen. Par suite de cette altération, le parenchyme
« du pancréas s'est atrophié et a complètement disparu.

« La queue offre à l'examen microscopique, un épais-
« sissement des cloisons avec atrophie graisseuse de
« l'épithélium des lobules. La tête présente un épaissis-
« sement fibreux des cloisons interlobulaires, une atro-
« phie granuleuse et graisseuse des épithéliums d'un
« grand nombre d'acini. C'est à peine si quelques
« lobules ont encore conservé leurs épithéliums intacts.

La seconde observation est celle d'un ébéniste âgé de
42 ans, diabétique :

« A l'autopsie. Le pancréas, siège de la principale
« altération, est difficile à trouver. Il est très atrophié,
« jaunâtre, mince, aplati et d'aspect rubané. La substance
« parenchymateuse a disparu, et ce qui reste se trouve
« transformé en granulations moléculaires grisâtres et
« graisseuses. Le canal principal est élargi, au point que
« son calibre n'est pas moindre que celui de l'uretère ;
« le canal accessoire, un peu moins large, aboutit à cette
« ampoule avec le canal cholédoque. La cause de la
« dilatation des canaux pancréatiques est la présence,
« dans leur intérieur, de nombreux calculs d'un blanc
« brillant et d'un volume variable. Ces calculs ont des
« arêtes nombreuses ; ils sont légers, entièrement for-
« més de carbonate de chaux ; l'un d'eux, cylindrique,

« et dont le volume dépasse celui d'un gros pois, a une
« longueur de près de deux centimètres. Les autres sont
« moins volumineux, mais très nombreux, de sorte que
« le canal principal est comme bourré par ces corps
« étrangers, dans toute l'étendue de la tête de l'organe,
« et le canal accessoire dans toute sa longueur. Les
« conduits qui viennent s'y aboucher ont, pour la plu-
« part, leurs orifices obstrués par des calculs plus petits.»

Dès lors, les observations deviennent plus fréquentes,
ce ne sont plus seulement de simples faits d'autopsie
mais des thèses sont inspirées en particulier par Lancereaux, qui va même jusqu'à (17) attribuer au diabète
pancréatique un cortège symptomatique particulier et,
en fait un type spécial « le diabète maigre ».

Tout d'abord, en 1878, c'est l'observation de **Silver** (14)
et Irving (14) dans laquelle on se rend compte que le
pancréas d'un diabétique, âgé de 19 ans, était dur, nodu-
leux et atrophié.

Puis celle de **Brechemin**, 1879 (15), à la Société anatomique ayant trait à une calculose du pancréas chez un
diabétique ; ainsi que le cas de **Rühle** (16), où l'on constatait chez un diabétique de 26 ans un pancréas atteint
de sclérose très avancée avec dilatation du conduit de
Wirsung. Ce canal présentait, au niveau de la tête, un
kyste de la grosseur d'une pomme, qui était rempli d'un
coagulum sanguin.

Mais dans cette même année il convient surtout
de remarquer la thèse de **Lapierre** (17), intitulée « Sur
le diabète maigre dans ses rapports avec les altérations
du pancréas » et qui peut être considérée comme un
véritable exposé des opinions de Lancereaux à cette époque. L'auteur rapporte un grand nombre d'observations
parues jusqu'à cette date et cite in-extenso celles de
Cawley (2) (1788), de Lecorché (12) (1861), 2 cas de
Recklinghausen (8) (1864) et de Silver (9) (1873), ainsi
que les observations de Münk et Klebs (1870), de

Seegen (1875), de Goodman (1878), de Harley (1862), de Bright (3) (1833) et de Frerichs (7) (1862).

A toutes celles-ci enfin il convient d'ajouter 4 observations dues à **Lancereaux (13)**, dont 2 ne sont autres que celles qui furent présentées à l'Académie de Médecine en 1877.

Les troisième et quatrième sont des observations cliniques sans autopsie. Ce qui découle de ce travail c'est que Lapierre et Lancereaux, son maître, admettent qu'il existe une forme clinique spéciale du diabète, « Le diabète maigre », toujours en relation avec une altération définie du pancréas. Celle-ci est en général l'atrophie qui entraîne la suppression du fonctionnement de la glande.

On peut dire que c'est à partir de cette époque que le diabète maigre a été considéré comme une maladie spéciale liée à l'altération du pancréas à l'exclusion des autres formes du diabète.

Nous verrons au cours de ce travail ce qu'il faut aujourd'hui penser de cette interprétation un peu exclusive.

En 1880, **Lancereaux (13)** reprend sous forme de clinique ses deux cas publiés en 1877 et les commente.

En 1881 **(18)**, paraît le mémoire d'**Israël** intitulé: 2 cas de nécrose d'organes internes au cours du diabète sucré.

La première observation est peu intéressante au point de vue du pancréas. Tout ce que l'on peut savoir de cet organe est qu'il présentait 15 centimètres de long sur 3 de largeur et à peine 1 centimètre d'épaisseur. De plus il existait des petits lobules plus durs que normalement.

Dans le second cas le protocole d'autopsie signale un hématome péripancréatique ayant englobé le corps et la queue de l'organe et formant une poche remplie de liquide riche en cristaux d'hématoïdine à l'intérieur de laquelle on retrouve le corps et la queue du pancréas à l'état nécrobiotique.

De même **Gueillot (19)** (1881) rapporte un cas de

dégénérescence graisseuse du pancréas chez un diabé-tique. « L'organe est essentiellement constitué par une masse de graisse ayant la forme et les dimensions un peu exagérées de la glande normale.

Le poids est de 140 grs. Les dimensions sont les suivantes :

Longueur : 19 centimètres. Epaisseur : 2 centimètres. Hauteur : du corps 5 centimètres ; de la tête : 9 centi-mètres. La dégénérescence graisseuse intéresse surtout la tête et le corps où il ne reste presque plus de tissu pancréatique. La queue, bien qu'altérée, est moins lésée. Le canal de Wirsung n'offre rien de particulier. Dans la tête de l'organe existe un kyste de la grosseur d'une noisette paraissant indépendant du conduit excréteur principal et dû, sans aucun doute, à l'oblitération d'un canal secondaire. L'examen microscopique confirme les données macroscopiques. C'est tout d'abord l'envahis-sement du tissu graisseux péripancréatique et la substi-tution de ce dernier aux acini pancréatiques. Puis la dégénérescence graisseuse des cellules acineuses. Il existe de plus une sclérose périlobulaire très développée surtout au voisinage des gros canaux excréteurs. La lésion est surtout avancée dans la tête de l'organe.

Il faut encore rappeler ici l'observation de **Notta (20)** (1881), bien que celle-ci donne peu de renseignements au point de vue des altérations histologiques du pancréas.

« Il s'agit d'un homme de 40 ans, diabétique, dont le pancréas, à l'autopsie, était atteint d'une dégénérescence graisseuse très marquée et beaucoup plus avancée que dans tout autre organe. »

En 1882 **Caplick (21)** donne pour titre à sa thèse : « Uber Diabetes mellitus ». L'auteur rapporte 20 cas dont 3 signalent dans le compte-rendu d'autopsie une altération du pancréas. Mais il faut reconnaître que ses descriptions sont fort succinctes.

Dans le premier cas on lit en tout et pour tout : « Le pancréas est plus petit et très pâle. »

Dans le second (observat. III du mémoire) la seule lésion ici indiquée est une hypérémie de la glande qui a un aspect normal dans les autres points.

Dans la troisième (observation VII du travail) l'organe a subi une dégénérescence graisseuse très avancée. Il ne reste plus qu'une mince bande de parenchyme près du duodénum. Le canal est seulement perceptible à deux centimètres de son ouverture dans le cholédoque. A cet endroit on constate un petit kyste de la grosseur d'un grain de millet.

Band et **Windle** (**22**) (1883) communiquent d'abord un cas dans lequel le pancréas d'un diabétique mort dans le coma offrait une dégénérescence granuleuse des cellules acineuses. Puis ils ajoutent en avoir observé 4 autres cas dont deux, provenant de malades morts dans le coma, présentaient des cellules épithéliales sombres, tuméfiées et granuleuses. Dans le troisième d'entre eux, le pancréas était petit, dur et laissait voir une sclérose développée, entourant des masses épithéliales graisseuses.

Le 4e organe, enfin, petit, dur, pesait une once. Il n'y avait plus trace de tissu normal, le tout était fibreux.

La même année **Orths** (**23**) rassemble dans sa thèse les cas de *Münk*, *Cantani*, *Gresinger*, *Rokitansky*, *Spolza*, *Oppolzer*, *Seegen*, *Klebs*, *Fles*, *Hartsen*, *Frerichs* (**7**), *Friedreich*, *Bright* (**3**), *Lancereaux* (**13**) et *Rühle* (**16**), puis s'occupe d'expériences sur l'exclusion pancréatique.

En Italie, **Ferraro** (**24**) publie également 5 cas de diabète avec altérations pancréatiques. Voici le résumé des lésions observées par cet auteur.

1er Cas. — Maria G. R., femme de 33 ans.
Les cellules des acini pancréatiques sont en quelques points à l'état de dégénérescence trouble et ne se colorent pas par le carmin. Elles se voient souvent à l'état de désagrégation moléculaire. Le noyau est rarement visible.

2e Cas. — Taddeo C., 30 ans.
Les cellules acineuses du pancréas sont troubles. L'organe est atteint de dégénérescence graisseuse.

3e Cas. — Domenico Cir., 18 ans.
Le pancréas est atrophié.

On remarque une sclérose avancée de l'organe avec infiltration graisseuse circonscrivant des îlots de tissu abondamment infiltré de petites cellules indifférentes. Dans quelques-uns de ces groupes, il ne reste que les noyaux des cellules pancréatiques.

4e Cas. — Frederico Grim, 44 ans.
Légère atrophie du pancréas.

Les cellules sont généralement atrophiées et ne peuvent plus être distinguées dans quelques points où on ne reconnaît plus la structure acineuse. Il semble que les cellules soient mortes par nécrose et dégénérescence graisseuse.

5e Cas. — Michelé, M..., 50 ans.
Le pancréas est atrophié.

Le tissu conjonctif interstitiel est abondant et forme de larges faisceaux fibreux partageant le tissu glandulaire. Ce tissu conjonctif est pauvre en cellules. Il forme une sclérose interacineuse. Les cellules pancréatiques sont ainsi comprimées et réduites à leur noyau. Enfin, lorsque les acini sont détruits, il n'en reste pour toute trace que les mailles du tissu conjonctif infiltré de graisse.

En 1885, **Frérichs (25)** dans son traité sur le diabète, consacre un chapitre spécial au diabète lié aux affections pancréatiques : « On a vu au chapitre d'anatomie « pathologique, dit cet auteur, que l'atrophie, la dégé- « nérescence graisseuse, la sclérose du pancréas se ren- « contrent assez souvent dans le diabète. J'attache « moins d'importance à ces coïncidences qu'à deux cas « que j'ai observés où le diabète avait succédé immé- « diatement à des affections aiguës terminées par sup- « puration du pancréas. »

Il donne ensuite la rédaction de 5 observations complètes.

Le 8 mai 1888, **Lancereaux (26)** présente à l'Académie de Médecine une nouvelle communication « Sur le diabète sucré en rapport avec les altérations du pancréas ». Quatre observations détaillées au point de vue clinique et anatomique y sont relatées.

La première est celle d'un homme de 40 ans, M. Alexandre, mort le 9 novembre 1887.

A l'autopsie de ce diabétique, on trouve un pancréas petit, atrophié, lobubé et mesurant 14 centimètres dans sa longueur. La tête, assez ferme, est moins atrophiée que le corps et la queue, qui ont une coloration jaunâtre identique à celle de la graisse.

Le canal de Wirsung est rétréci à partir de l'ampoule de Water, et oblitéré à deux centimètres de son embouchure, dans le duodénum, sur une étendue d'environ deux centimètres. Il redevient ensuite perméable et très réduit.

Le parenchyme pancréatique a totalement subi la dégénérescence graisseuse, non seulement en amont, mais encore en aval du point oblitéré. Le poids de l'organe est de 35 grammes. On ne trouve aucun calcul.

Cas 2. — C. C., fleuriste, 45 ans, diabétique.

A l'autopsie, on constate que le viscère réellement lésé, est le pancréas. La queue est mince et lamelliforme. Le corps réduit à un simple cordon fibreux est occupé presqu'entièrement par le conduit pancréatique. La tête mieux conservée a la forme d'un cône de 5 centimètres de largeur, sur 1 centimètre d'épaisseur. L'orifice duodénal du canal de Wirsung est oblitéré par un calcul dur, du volume d'un petit pois. Le conduit pancréatique est dilaté dans tout son trajet, à l'intérieur de l'organe. Le tissu glandulaire atrophié a presque totalement disparu. Le tissu du pancréas est en voie de transformation fibro-graisseuse. Le tissu fibreux y est abondant avec des fibres élastiques, tandis que les acini sont jaunâtres, atrophiés et graisseux.

Cas 3. —Hist... J. L., 29 ans. Diabétique, meurt le 26 décembre 1886.

Autopsie.

Le pancréas est manifestement atrophié. Son poids est de 40 gr. Sa consistance est molle, sa coloration jaunâtre par suite de la transformation graisseuse de l'organe. Le canal de Wirsung est petit, difficile à trouver. L'ampoule de Water est libre. Les épithéliums des acini sont atrophiés et graisseux.

Cas 4. — Evr. François. 51 ans. Diabétique, meurt le 8 avril 1882.

Autopsie.

Le pancréas atrophié pesant 58 gr. a une coloration jaune paille. Il existe une dégénérescence graisseuse des acini. Le canal de Wirsung est libre.

L'année suivante, 1889, Pillet (**27**), rassemble dans un article publié sous le titre « Scléroses du pancréas » les différentes observations connues mais n'ajoute aucun fait personnel.

Boutard (28), en 1890, consacre sa thèse à l'étude « Des différents types de diabète sucré » et divise ceux-ci en trois grandes classes ;

1º Un diabète gras, constitutionnel ;

2º Un diabète maigre ou pancréatique ;

3º Un diabète nerveux.

Sur les 29 observations de diabète gras constitutionnel une seule est accompagnée d'autopsie. De plus il est à regretter que, dans cette observation où, l'état du pancréas eût été intéressant à connaître, vu le fait signalé par Baumel[1] en 1882, il ne soit pas fait mention au protocole d'autopsie de l'état de cet organe.

Aussi nous semble-t-il que le reproche de manque de documents que Boutard fait à Baumel pourrait à bon droit lui être retourné.

Les autres observations n'apportent aucun fait nouveau tant pour les cas de diabète maigre que ceux qui se rattachent à la forme nerveuse.

Giorgi (29), en 1890 consacre sa thèse à une revue d'ensemble sur les altérations du pancréas au cours du diabète mais n'apporte pas de fait nouveau.

Dans l'observation d'**Hadden (30)** (1891) on voit qu'à l'autopsie le pancréas fut trouvé petit et dur avec une

Voir *Montpellier médical*, 1882.

cirrhose très avancée enserrant des amas glandulaires décolorés. Les acini sont atrophiés.

En 1891 également paraît le mémoire très intéressant de **Lemoine** et **Lannois (31)**. Non seulement ces auteurs signalent comme l'avait déjà fait Lépine qu'il ne faut pas tenir grand compte de l'état macroscopique du pancréas et que c'est surtout à l'étude microscopique qu'il convient de se rapporter pour juger de l'état de l'organe ; mais ils donnent de plus un bon compte-rendu histologique de trois observations de pancréas prélevés dans des autopsies de diabétiques.

Ces auteurs décrivent, les premiers, une sclérose inter et intra-acineuse allant jusqu'à la dissection de l'acinus et à la cirrhose mono-cellulaire. Ce fait que nous retrouverons dans une de nos observations n'a pas été signalé depuis.

Il convient de mentionner en 1892, l'observation de **Sandmeyer (32)** où le pancréas d'un enfant de 9 ans mort diabétique est trouvé normal à l'examen macroscopique et microscopique. La recherche du glycogène est négative. On trouve un grand nombre de bactéries dans le tissu conjonctif.

De même, en 1892, paraît la thèse de **Thiroloix (33)**. Mais cet excellent ouvrage étant surtout consacré à la partie expérimentale, le chapitre réservé à l'anatomie pathologique y est peu développé (page 109 à 113) et n'ajoute aucun détail histologique nouveau. Nous renvoyons pour les observations au travail original.

En 1892 également, **Willamson (34)** rapporte deux cas de diabète pancréatique qui sont caractérisés par des lésions scléro-kystiques, de l'atrophie et de la dégénérescence graisseuse de la glande, tandis qu'**Eichhorst (35)** (1892) étudiant un cas de névrite diabétique signale dans son observation l'atrophie du pancréas.

En 1893, **Hoppe Seyler (36)** publie également un cas de diabète.

Cette femme, âgée de 57 ans, présente à l'autopsie un pancréas particulièrement remarquable. Il s'agit d'un pancréas volumineux (300 grs.) dont le parenchyme paraît totalement détruit par une infiltration graisseuse. Les artères sont athéromateuses. A l'examen histologique on constate de la sclérose, des hémorragies interstitielles, et quelques lobules glandulaires en mauvais état de conservation.

Toute la période (1877-1893) dont nous venons de retracer l'histoire, n'a pas été seulement féconde en observations anatomo-cliniques ; l'expérimentation vint également démontrer, avec les expériences de **Minkowski (37)** et **von Mering (37)**, **Lépine (38)**, Hédon **(39)**, **Thiroloix (33)**, de **Dominicis (40)**, l'authenticité du rapport entre le diabète et le pancréas.

Comme il n'entre pas dans notre intention de faire ici l'histoire de la pathologie physiologique du diabète, nous ne nous attarderons pas à rendre compte de ces importants travaux, dont le retentissement a été tel, qu'ils sont aujourd'hui universellement connus.

Ces nombreuses expériences et principalement l'ablation partielle du pancréas avec greffe sous-cutanée, avaient convaincu ces observateurs de l'existence de deux sécrétions pancréatiques. L'une externe intestinale et digestive, l'autre interne, jouant un rôle des plus important dans la régulation de la glycémie.

Toutefois, on ne savait alors quelle partie du pancréas élaborait cette sécrétion interne.

Le mérite de cette découverte revient à M. le Prof. **Laguesse (41)** qui, dans une première note à la Société de Biologie, affirmait (*20 Juin 1893*) la localisation d'une sécrétion interne en certaines régions définies du pancréas : Les îlots de Langerhans. En effet, il écrit en note, page 623, « Sur ces fœtus de 20 centimètres, comme sur l'enfant nouveau-né, on trouve de très *nombreux îlots de Langerhans dérivés de l'épithélium, et en rapport sans doute avec une sécrétion interne*. « *J'y reviendrai* », ajoute-t-il.

Dans les comptes-rendus de la séance du 29 juillet 1893, p. 819, paraît une seconde note des plus intéressante. Après avoir passé en revue les travaux de Langerhans Saviotti, Heidenhaim, Renaut, Podwyssotski, Heneage, Gibbes et Lewaschew, M. le professeur **Laguesse** s'occupe exclusivement de la structure des îlots.

Cette note est divisée en plusieurs paragraphes qui traitent successivement : 1° de l'existence des îlots chez le fœtus où ils sont beaucoup plus nombreux que chez l'adulte ;

2° des transformations des acini en îlots et inversement d'où l'auteur tire sa conception d'un balancement physiologique entre les productions acineuses et les formations insulaires (nous y reviendrons plus loin).

Enfin, M. **Laguesse** se prononce d'une manière catégorique sur le rôle endocrine des cellules des îlots de Langerhans. Nous ne saurions mieux faire que de citer ses propres paroles.

.   .   .   .

« …Mais en outre, bien avant que le pancréas ne
« fonctionne comme glande digestive, des grains de
« sécrétion se sont accumulés dans la zone interne des
« cellules ; puis, au moment où, dans l'îlot de Langer-
« hans (*sorte de petite glande vasculaire sanguine par sa*
« *structure*) les cellules sont entrées en contact intime
« avec le sang, une partie d'entre elles s'y sont résor-
« bées. Il semble donc logique de supposer, sous toutes
« réserves, *que nous sommes ici en présence d'une manifes-*
« *tation de la sécrétion interne, sécrétion se continuant*
« *pendant toute l'existence, mais très développée et précé-*

« dant l'externe au cours de la vie fœtale. Plus tard, chaque
« groupe cellulaire passerait exclusivement de l'état acineux
« à l'état d'îlot plein (Endocrine) et réciproquement, four-
« nissant ainsi alternativement par une sorte de balance-
« ment régulier : « Sécrétion interne et sécrétion externe ».

D'année en année, on voit l'auteur poursuivre et
préciser de plus en plus ses recherches.

C'est ainsi qu'en octobre 1894 paraît de nouveau à la
Société de Biologie une note divisée en deux paragraphes. L'un, sur la signification des cellules centro-acineuses ; l'autre, sur les îlots de Langerhans.

Après avoir donné une description détaillée de la
structure de ces productions et montré leur origine et
leurs transformations, M. **Laguesse (41)** conclut : « *Ces
îlots sont par conséquent des portions du tissu sécréteur
transitoirement modifiées pour s'adapter à une fonction
nouvelle qui est vraisemblablement la sécrétion interne.* »

Un an plus tard, à la séance du 26 octobre 1895
de la Société de Biologie, paraît la note suivante de
M. **Laguesse (41)**. Elle est intitulée :

*Premiers stades du développement histogénique dans le
pancréas du mouton ; Ilots primaires, etc.*

Après avoir étudié la formation et la provenance des
îlots, puis des acini aux dépens des « *cordons variqueux
primitifs* », M. Laguesse se reporte surtout à l'étude du
fonctionnement des îlots primaires qui, ajoute-t-il,
« paraissent avoir un certain intérêt ».

Voici, d'ailleurs, toute la description :

« L'étude des îlots primaires me paraît avoir un cer-
« tain intérêt. Contrairement aux secondaires, ils se
« détruisent, mais comme eux ils passent avant l'achè-
« vement de leur cycle évolutif par deux phases. Dans
« la première, ils sont gonflés, arrondis, leurs éléments
« ont un gros corps protoplasmique nettement limité,
« gorgé de liquide ; dans la seconde, ils sont revenus

« sur eux-mêmes, comme flétris, et leurs éléments éga-
« lement très diminués de volume et à contours peu
« distincts, semblent parfois fondus en une masse
« commune de protoplasma parsemé de nombreux
« noyaux presque confluents. »

« Le réseau spongieux de la cellule s'est resserré ; elle
« est devenue plus petite et plus colorable ; elle a donc
« expulsé le liquide contenu, forcément repris par les
« vaisseaux, puisque les îlots de Langerhans n'ont point
« de cavité. N'est-ce-pas là une sécrétion interne prise
« sur le fait ?

« L'existence précoce des îlots primaires précédant
« celle des acini, leur nombre relativement considérable,
« témoignent en faveur d'une fonction importante de
« ces organes, sans rapport avec la sécrétion externe.
« On sait que dans le foie, aidé à l'origine par d'autres
« organes, la fabrication du glycogène s'établit de très
« bonne heure, alors que la glande semble être encore
« à l'état de cordons de Remak. Si la sécrétion interne
« du pancréas est comme on tend à l'admettre complé-
« mentaire ou compensatrice de celle du foie, nous
« devons nous attendre à la trouver de bonne heure
« aussi, et bien avant la sécrétion externe dont les
« grains caractéristiques n'apparaissent et en très petit
« nombre que chez les embryons de 60 à 65 millimètres.

« L'existence de quelques ébauches d'îlots pleins sur
« les cordons variqueux primitifs et de cellules troubles
« disséminées dans l'épaisseur de ces derniers parti-
« culièrement à leur périphérie, nous conduit à voir
« dans le pancréas primitif, formé de cordons solides
« anastomosés, une glande analogue comme structure
« et comme fonctions au foie primitif et ne possédant
« encore qu'une sécrétion interne. Elle nous conduit à
« voir dans les îlots de Langerhans primaires ou îlots
« endocrines primaires les restes de cette glande et

« dans la formation des ilots secondaires la persistance
« normale, régularisée, de la tendance primitive.

Mais comment se forment ces îlots secondaires et
qu'est-ce en un mot que le *Balancement*. M. **Laguesse** (**41**)
l'expliquera d'une manière absolument nette en 1896
dans son mémoire du *Journal de l'anatomie* dont nous
extrayons ces quelques lignes des conclusions.

L'auteur parlant de la morphologie et de la struc·
ture des îlots secondaires dit : « Ces îlots secondaires,
« généralement composés et creusés de tunnels ramifiés
« et tortueux, continuent à se former pendant toute la
« vie. Ils représentent une portion de la glande tem-
« porairement modifiée — pour s'adapter à une fonc-
« tion nouvelle que nous croyons être la sécrétion
« interne — et destinée au bout d'un temps relative-
« ment court, à se transformer de nouveau en cavités
« sécrétantes.

« Le foie et le pancréas nous apparaissent ainsi
« comme deux glandes probablement de même origine
« phylogénétique en tous cas intimement rapprochées
« par l'ontogénie, par la structure, par la fonction. Mais
« tandis que dans le foie la cellule semble accomplir
« simultanément, sécrétion interne et sécrétion externe,
« dans le pancréas, où la sécrétion externe est beaucoup
« plus importante, prédominante dans la digestion, une
« division du travail semble s'être accomplie.

» *Par une sorte de Balancement régulier, toute cavité*
« *sécrétante, après avoir fourni un certain nombre de fois*
« *une sécrétion externe, se transformerait temporairement en*
« *îlot plein endocrine et déverserait alors dans les vaisseaux*
« *une sécrétion interne; puis elle reviendrait à l'état pri-*
« *mitif et recommencerait indéfiniment à parcourir le même*
« *cycle.* »

Il est bien étrange dans ces circonstances de voir
dans un récent mémoire **Sauerbeck** (**59**) soutenir que

M. **Laguesse**, tout en parlant de sécrétion interne, n'aurait point vu le rapport de celle-ci avec la régulation glycémique, et attribue à **Schäfer (42)** le mérite d'avoir établi le premier cette relation.

Si dès 1893, en parlant de sécrétion interne, M. **Laguesse (41)**, n'a pas ajouté spécialement qu'il s'agissait de celle qui a trait à la régulation du sucre dans l'organisme, c'est qu'il ne faut pas oublier que ses communications étaient faites à la Société de Biologie, c'est-à-dire dans un milieu scientifique où depuis quelques années, la question du rapport du pancréas et du diabète était agitée journellement et débattue par de nombreux expérimentateurs. La note de 1895 est tellement explicite à ce sujet que l'on aurait mauvaise grâce de contester un droit de priorité à l'auteur qui se serait aussi formellement exprimé sur le rôle endocrine des îlots de Langerhans.

D'ailleurs le discours de **Schäfer (42)** est d'août 1895; et voici les phrases saillantes où sont mentionnés les faits relatifs à la sécrétion interne.

« La sécrétion interne, dit cet auteur, nous arrêtera
« plus longtemps dans le pancréas, car parmi les
« glandes racemeuses, celle-ci présente une particula-
« rité qu'il faut noter.

« Nous rencontrons ici, en effet, à côté des alvéoles
« sécrétants, un tissu épithélial particulier disposé à
« travers l'organe en masses isolées et remarquables
« par une vascularité spéciale...

« Le seul fait certain au sujet de la manière dont le
« pancréas prévient une production excessive de sucre
« dans l'organisme, est que ce résultat doit être obtenu
« par la formation de quelque sécrétion interne élaborée
« par la glande et probablement par les îlots vasculaires
« interstitiels. Ce produit de sécrétion interne venant

« modifier profondément le métabolisme des hydrates
« de carbone dans les tissus ».

Nous ferons, en outre, remarquer que **Schäfer (42)**
n'a jamais parlé de sécrétion interne du pancréas et
de la localisation probable dans les îlots avant cette dissertation académique.

Il n'y fait allusion que comme à une pure hypothèse
capable d'expliquer les faits physiologiques sans pourtant fournir aucune opinion personnelle à l'appui de ses
données.

Il y a bien loin de là aux observations si précises de
M. Laguesse qui, deux ans avant Schäfer, avait déjà
affirmé le même fait en se fondant sur de nombreuses
recherches histologiques.

Ainsi donc M. **Laguesse (41)** localise la sécrétion
interne destinée au métabolisme des hydrates de carbone dans les îlots de Langerhans et admet que ces formations histologiques loin d'être immuables et de
structures toujours identiques sont au contraire dans
un état d'involution et d'évolution constante :

« Phénomènes de remaniement glandulaires constants
que l'auteur appellera sous les noms de
Déconstructions et Reconstitutions »

Ils naissent des acini sécrétants et après avoir, pendant un certain temps, rempli leur rôle fonctionnel, se
transforment de nouveau en parenchyme acineux.

Pendant toute la vie de l'individu ce double mouve-
ment persiste et c'est à cette sorte d'équilibre instable
entre les deux tissus exocrines et endocrines que
M. Laguesse applique le terme de *Balancement*.

Nous verrons l'importance de cette conception, au
point de vue de nos interprétations pathogéniques.

A la suite des travaux de M. **Laguesse (41)**, il convient de citer ceux de **Diamare (43)** qui, dans des

mémoires étendus, reprend l'examen des îlots de Langerhans chez un grand nombre de vertébrés, poissons, oiseaux, amphibies, mammifères.

Diamare montra tout d'abord la constance de ces formations, établit, après Laguesse (**41**) toutefois, leur nature épithéliale et les rapprocha avec justesse des corpuscules épithéliaux, tels que les surrénales, les parathyroïdes et autres.

Cet auteur de plus se prononça d'une façon catégorique sur le rôle endocrine des îlots et l'on peut dire que c'est surtout à la netteté et à la simplicité de ses conclusions qu'il doit d'avoir été pris immédiatement en considération par les pathologistes.

En effet, Diamare (**43**), contrairement à la conception plus complexe de M. Laguesse (**41**), admet que les îlots de Langerhans, une fois formés, persistent dans leur état définitif pendant toute la vie fonctionnelle de l'individu. Il dit en propres termes (page 196) : « Les îlots de Lan-« gerhans sont des parties constitutionnelles spéciales « du pancréas, ils ne représentent pas des territoires en « métamorphoses temporaires et ne varient pas avec les « états fonctionnels de la glande. »

L'auteur est donc bien le représentant de cette opinion qui considère l'îlot comme une formation endocrine permanente et invariable ; opinion à laquelle se rattachera également Ssobolew (**47**). On pourrait qualifier cette interprétation du nom de *théorie de la pérennité des îlots.*

C'est elle, en effet, qui fit le succès des travaux de **Diamare** (**43**) auprès des pathologistes. Si la régulation glycémique se trouvait liée à une sécrétion interne fixée dans des formations histologiques de structures invariables il en résultait immédiatement que les troubles fonctionnels du diabète devaient trouver leur expression anatomique dans une lésion constante des parties endocrines.

Les pathologistes ne manquèrent pas de tirer ces conclusions et l'on peut dire que c'est à partir de Diamare qu'elles deviennent familières à ceux qui s'occupèrent de la pathogénie du diabète pancréatique.

C'est ainsi que s'explique ce fait curieux, qu'entre la date de la première communication de M. **Laguesse,** **(41)** (1893) et celle du mémoire de **Diamare (43)** (1899), s'espace une véritable période transitoire, pendant laquelle les auteurs avec **Hansemann (46)**, surtout, affirment de plus en plus les relations pathologiques du pancréas et du diabète, bien qu'ils semblent ignorer encore le rôle endocrine des îlots. C'est à cette période que se rattachent **Fleiner, Schabad, Willamson** et **Hansemann** (1er mémoire).

Fleiner (44) (1894), donne deux observations de diabétiques avec lésions du pancréas.

De ce mémoire, la seconde observation seule nous arrêtera, car elle a trait à un diabète gras et vient ainsi ajouter un fait de plus en faveur de l'unité des lésions anatomiques du diabète.

« Il s'agit d'une femme obèse de 57 ans, ayant succombé à un coma diabétique. Le pancréas était scléreux avec des foyers nécrotiques inflammatoires et même purulents, ayant détruit une grande partie de la glande.

La même année, **Schabad (45)**, dans une étude clinique et expérimentale, donne le compte-rendu de l'autopsie d'un diabétique, âgé de 22 ans, dont le pancréas présentait des altérations se résumant de la façon suivante : *Pigmentation cellulaire, dégénérescence vacuolaire et peut être légère prolifération conjonctive.*

En 1894, également, **Willamson (34)**, signale chez un diabétique, une sclérose du pancréas à l'examen microscopique. Mais il faut noter ici, qu'il existe également, au niveau de la moelle lombaire, un fibrôme de la grosseur d'un œuf.

Parmi tous ces observateurs **Hansemann (46)** prend une place particulière en ce qu'il cherche à établir méthodiquement une forme définie de lésion pancréatique qui serait le substratum anatomique du diabète (1894). Ce serait pour lui une forme particulière de l'organe qu'il désigne sous le nom d'atrophie granuleuse (Granularatiophie) la comparant à l'état analogue du rein connu sous le nom de « rein rouge granuleux. » Les caractères macroscopiques de cette affection seraient les suivants :

Le pancréas est ordinairement mou et de couleur foncée. Celle-ci n'est pas due à du pigment mais à la structure du tissu conjonctif qui laisse transparaître des petits vaisseaux veineux. La glande est surtout atrophiée dans son épaisseur, de sorte qu'elle représente un organe aplati en forme de languette. Les lobules sont petits ; le tissu conjonctif et graisseux se continue dans l'organe de sorte qu'il est difficile de l'extraire. Il y a souvent des brides plus ou moins grandes qui établissent des soudures dans tout le pancréas et les organes voisins.

A l'examen microscopique, les cellules sécrétantes, à part l'atrophie, n'offrent pas de lésions spéciales. Il manque, particulièrement dans les cas purs, toute trace d'état trouble, de dégénérescence graisseuse et de pigmentation.

Le stroma ne s'est pas atrophié comme dans le pancréas cachectique, mais il a rempli les vides laissés par l'atrophie des lobules glandulaires. Il est en général fibreux, mais on trouve toujours des endroits avec prolifération récente et infiltration cellulaire. Il y a donc à côté du processus passif de l'atrophie un processus actif d'inflammation interstitielle de sorte qu'il s'établit une ressemblance avec certaines formes de l'atrophie granuleuse des reins. A noter, dit Hansemann, que Hoppe Seyler (**36**) a signalé l'épaississement des parois vasculaires, ce qui augmente encore la ressemblance avec les lésions rénales.

Bien que l'on puisse observer des cas de destruction complète de l'organe, Hansemann signale ce fait comme rare. Le tissu glandulaire est plutôt souvent conservé dans ce genre d'altération qui ne doit pas d'ailleurs être confondue avec l'induration fibreuse hypertrophique et le lipome.

Il est bien à remarquer que Hansemann en ce mémoire reste silencieux sur l'état des ilots et ce n'est que plus tard en septembre 1901 que cet auteur reprenant l'étude de ses 34 cas signalera des lésions insulaires.

Il nous reste donc maintenant à examiner la question du rôle des îlots de Langerhans dans le diabète.

Nous diviserons cette étude en deux groupes : dans l'un se rangent les auteurs qui reconnaissent des lésions insulaires et leur attribuent un rôle pathogénique prépondérant. Ici se placent les travaux de Hansemann (**46**) (2e mémoire), *Ssobolew* (**47**), *Weichselbaum et Stangl* (**48**), *Opie* (**49**), *Herzog* (**50**), *Wright et Joslin* (**51**), *Curtis* (**52**), *Lancereaux* (**53**), *J. Lépine* (**54**), *Gentes* (**55**), *Thoinot et Delamare* (**56**), *Mollaret* (**57**), *Schmidt* (**58**), *Sauerbeck* (**59**).

Dans l'autre groupe viendront ceux beaucoup moins nombreux, d'ailleurs, qui, sans nier la fréquence de lésions insulaires admettent qu'elles ne sont pas déterminantes et que les altérations du parenchyme glandulaire tout entier sont seules capables de donner lieu au syndrôme diabétique. Nous trouverons comme représentants de la seconde opinion *Karakascheff* (**60**), *Guttmann* (**61**).

Nous ne ferons que signaler **Kasahara** (**62**) (1896) bien

qu'il rapporte 3 cas de diabète avec examen très super-
ficiel du pancréas, car il fait à peine mention des îlots et
ne leur attribue aucune importance pathologique.

Dans le premier groupe d'auteurs, c'est-à-dire parmi
ceux qui accordent une importance capitale aux îlots,
nous rangerons tout d'abord **Opie** (**48**).

Mais avant d'aborder l'étude de ses mémoires sur les
îlots de Langerhans au point de vue pathologique, nous
croyons bien faire en rapportant ici son tableau de la
répartition de ces îlots dans le pancréas. Nous le donnons d'après **Sauerbeck**, car nous n'avons pu nous procurer le mémoire original.

Les numérations portent ici sur des coupes de 1/2
centim. de superficie.

Pancréas observés	(Nombre des îlots par coupe)		
	Tête	Corps	Queue
I	11	13	30
II	30	25	42
III	4	4	19
IV	4	10	13
V	27	18	59
VI	25	27	26
VII	18	18	29
VIII	6	10	29
IX	44	32	61
X	14	23	32

Nous pûmes nous procurer les deux autres mémoires
datant de 1900-1901, et traitant de l'anatomie pathologique du pancréas.

En voici d'ailleurs les résumés.

PREMIER MÉMOIRE

Dans son premier mémoire, Opie (**48**), 1901, décrit :
1° La pancréatite syphilitique congénitale qu'il place

à part ; puis deux catégories de pancréatites de l'adulte qu'il distingue en :

1° Pancréatite interlobulaire,

2°   id.   interacineuse.

Pour la pancréatite syphilitique congénitale il relate deux observations d'enfant ayant vécu 4 heures ; il note dans ces cas une série d'arrêts de développement du tissu acineux, des lésions conjonctives périvasculaires avec infiltration lymphoïde. Les îlots enfin paraissent conservés, intacts et quelques fois même fort abondants dans le tissu conjonctif.

Dans la pancréatite interlobulaire il décrit :

A. Une pancréatite chronique consécutive à l'oblitération du conduit dont il cite une observation par cancer et deux par calcul.

Ce qu'il y a de particulier ici, c'est que la sclérose séparant les lobules accentue par cela même la lobulation du parenchyme. Celle-ci paraît beaucoup plus nette qu'à l'état normal.

Dans tous ces cas, bien que le tissu parenchymateux soit fortement atteint par la sclérose, les îlots restent intacts du moins aussi longtemps que les lésions ne sont pas trop avancées.

« Les îlots de Langerhans dit l'auteur résistent à la
« sclérose qui attaque le tissu sécréteur et ne sont fina-
« lement envahis à leur tour que quand les acini sont
« presque totalement détruits et remplacés par du tissu
« cicatriciel. »

En général, dans cette forme on constate des accumulations de cellules lymphoïdes, d'éléments plasmatiques éosinophiles qui indiquent que le processus inflammatoire est en pleine activité.

La lumière des acini est dilatée ; les cellules aplaties présentent souvent des altérations prononcées que l'auteur décrit avec soin.

Pancréatite interacineuse. — La lésion est diffuse, irrégulière. Bien que le tissu interlobulaire ne soit pas indemne de toute inflammation, sa prolifération n'est pas un trait constant dans cette forme. La lobulation, loin d'être accentuée est, au contraire, effacée ; car des masses et des travées de tissu nouveau développées à l'intérieur du lobule font disparaître la répartition lobulaire.

Cette forme, dit **Opie (49)**, est beaucoup plus rare que la périlobulaire et je n'ai eu l'occasion de l'étudier que dans 3 cas :

1er cas : les urines contiennent 3 à 3,8 % de sucre ;

2e cas : les urines contiennent 0,6 à 2,46 % de sucre, plus de l'acétone ;

3e cas : pancréatite avec hémochromatose, pas de glycosurie ; il s'agit d'un cas de fièvre typhoïde avec pigmentaion bronzée de la peau.

Dans les deux premiers cas ayant trait au diabète il y a prolifération du tissu conjonctif à l'intérieur du lobule.

Dans les deux observations les îlots sont atteints par la sclérose, les cellules des îlots sont atrophiées.

« Dans le deuxième cas, dit-il, les îlots de la queue « sont abondants mais ils sont tous entourés d'un tissu « sclérotique et sont envahis par le tissu conjonctif qui « les pénètre et forme autour des capillaires des travées « épaisses. »

L'opposition entre les deux formes est très évidente. Alors que dans le type interlobulaire les îlots restent intacts ou ne sont atteints qu'à une époque très avancée, dans la forme interacineuse la prolifération se fait de suite autour des îlots en même temps qu'entre les acini.

Dans la forme avec hémo-chromatose et sans glycosurie le tissu de néoformation a une répartition irrégulière et n'est pas en relation constante avec les lobules.

Il y a de plus des lésions insulaires qui sont les suivantes :

1° Le pigment donne la réaction du fer. Abondant dans les cellules il a une tendance à s'accumuler au pôle opposé au capillaire.

2° Les cellules sont en voie de dégénérescence graisseuse ;

3° Les îlots sont entourés par des capsules fibreuses qui contiennent du pigment, et laissent voir également des travées de tissu conjonctif le long des capillaires.

Opie (**49**) décrit de plus la dégénérescence hyaline du pancréas.

Il s'agit d'une fille de 17 ans, atteinte de diabète, la quantité de sucre n'est pas donnée. « Le sucre, dit-il, a été trouvé constamment en grande quantité jusqu'à la mort. » On constate dans ce pancréas une augmentation du tissu interstitiel dans des points localisés. Dans cet organe se rencontrent des taches plus claires, d'aspect hyalin, incluses dans le parenchyme, c'est surtout dans la queue que l'on peut se rendre compte de ce fait. Ici des taches arrondies se montrent comme colorées fortement par l'éosine.

La structure est la suivante :

De grosses travées sinueuses de matière hyaline se développent entre des traînées de cellules parenchymateuses atrophiées et des restes d'endothélium capillaire.

Cette matière hyaline prend parfois des striations parallèles au trajet des capillaires.

Une zone voisine de l'endothélium capillaire, mais pas immédiatement en contact avec lui, présente souvent un dépôt calcaire.

L'auteur décrit avec plus de détails encore la disposition de cette substance hyaline, et conclut que cette dégénérescence occupe tous les îlots de Langerhans, mais non pas uniquement les îlots.

L'auteur signale, en outre, la disparition des îlots en certaines régions. « En effet, dit-il, dans la queue principalement où les îlots sont si nombreux normalement, leur absence était totale ».

Dans le second mémoire, **Opie (49)** s'occupe spécialement des relations du diabète sucré, avec les lésions du pancréas.

On y trouve l'observation d'une négresse, âgée de 54 ans, dont l'urine, d'une densité de 1025 à 1035, contenait 4 % à 5 % de sucre. L'autopsie fut faite 51 heures après la mort.

Les îlots de Langerhans (comme le montre une figure), sont le siège de modifications remarquables. Dans presque tous les îlots, on trouve une quantité variable de matière homogène qui se colore par l'éosine. Il est rare de trouver un îlot intact, les moins atteints renferment quelques masses disséminées de matière hyaline, dont les plus petites, irrégulières et polygonales, sont d'une taille égale à celle des cellules de l'îlot.

Il existe aussi des blocs plus volumineux, de forme arrondie. Cette substance, hyaline parfois, gît au milieu de groupes de cellules, et le plus souvent est en contact avec une paroi capillaire. Cette matière, en augmentant, remplace peu à peu les cellules. Celles qui restent sont minces, renferment des noyaux effilés, se colorant fortement par l'hématoxyline ; toutefois, elles ne paraissent pas comprimées.

Quand l'hyalin est abondant, il forme des masses en rapport avec les capillaires, dont l'endothélium est bien conservé. Cet hyalin ne forme pas une zone uniforme autour des vaisseaux, mais présente le long de ceux-ci, des masses disséminées de formes irrégulières.

L'auteur, par une série de réactions colorantes, établit ensuite que cette substance pathologique appartient au groupe des matières hyalines décrites par *Recklinghausen*. Puis il conclut que l'association du diabète avec les lésions des îlots apporte une nouvelle preuve en faveur de la théorie tendant à démontrer que c'est la lésion des îlots qui est cause du diabète.

En 1901 paraît le premier mémoire de **Weichselbaum (48) et Stangl (48)** renfermant 18 cas de diabète sucré examinés au point de vue des lésions du pancréas.

Voici d'ailleurs le résumé de ce premier travail.

En ce qui concerne la nature des altérations ainsi que leur fréquence dans le diabète, on sait (disent ces auteurs) que d'après les données connues jusqu'ici, c'est l'atrophie du pancréas qui vient en première ligne. Tantôt cette lésion est primitive, tantôt secondaire, c'est-à-dire produite par d'autres processus, l'oblitération ou l'inflammation des conduits, par exemple.

Weichselbaum et Stangl (48) ont, dans leurs observations, non seulement recherché des lésions visibles par les méthodes ordinaires, mais ils se sont appliqués à examiner s'il n'existait pas de lésions plus fines du côté des cellules et des îlots.

Les autopsies furent pratiquées très peu de temps après la mort et les pièces fixées au müller-formol, au sublimé picriqué, au Marchi, Van Gehuchten et l'altmann. L'âge des sujets variait entre 14 ans et 75 ans. Les lésions furent contrôlées par examen correspondant de pancréas normaux prélevés sur des individus d'âge correspondant.

La durée du diabète variait entre trois semaines et 19 ans; presque tous les malades sont morts dans le coma.

Dans tous les 18 cas, sauf un, le pancréas était déjà macroscopiquement très modifié. L'organe atrophié était surtout diminué en largeur et épaisseur et souvent envahi par une abondante production de graisse. Le poids de la glande variait entre 40 et 60 grammes.

Dans un cas le pancréas pesait 90 gr., mais il s'agissait d'un individu de très grande taille, 1 m. 80.

Dans un autre cas, celui d'une fille de 14 ans, le poids de l'organe n'a pas été fixé. Sur la coupe on constatait que beaucoup de lobules étaient notablement rapetissés.

La consistance et la couleur sont normales sauf, toutefois, dans un cas de lipomatose et dans un cas d'induration.

Il faut noter également un cas de diabète dans lequel le pancréas paraissait intact à l'œil nu et ne laissait voir aucune modification au microscope. Mais il y avait alors un gliome cérébral.

Au point de vue des lésions observées dans le pancréas les auteurs font trois paragraphes dans lesquels ils étudient :

1° Les altérations du tissu conjonctif inter et intra-lobulaire ;

2° Les vaisseaux;

3° Les îlots et les cellules acineuses.

1° *Tissu conjonctif inter et intra-lobulaire.* — Dans 7 cas le tissu est transformé en une abondante masse de graisse. Dans les autres le tissu interstitiel renfermait souvent des petits groupes de cellules adipeuses.

Dans un seul cas existait une augmentation considérable de tissu interstitiel surtout dans les régions intra-lobulaires. Tantôt ce tissu avait une structure scléreuse, homogène, pauvre en cellules, tantôt il était formé de fibrilles plus ou moins denses à trajets parallèles avec un assez grand nombre de cellules fusiformes auxquelles s'ajoutaient par places des infiltrations d'éléments mononucléaires ronds. (Mononuclearen Rundzellen). Il s'agissait donc ici de pancréatite chronique indurative.

Dans 3 autres cas on trouvait çà et là des amas disséminés de cellules rondes mononucléaires et dans un cas où il y avait eu amputation de la cuisse pour gangrène diabétique il existait en outre des infiltrations polynucléaires.

Il faut ajouter un cas dans lequel on rencontre de la nécrose graisseuse accompagnée d'une inflammation aiguë peu étendue avec exsudat fibrineux riche en cellules.

2° *Vaisseaux.* — Dans 7 cas les plus petites artères étaient sclérosées. Ces cas ont trait à des individus au-dessus de 50 ans chez lesquels les artères en général grosses et moyennes étaient athéromateuses. Chez les diabétiques jeunes les artères se sont toujours montrées intactes.

3° *Ilots.* — **Weichselbaum et Stangl (48)** comparant avec des cas normaux (morts accidentelles, suppliciés), trouvent dans les cas de diabète une diminution du nombre des îlots tout en tenant compte des données d'Opie sur leur répartition.

Même chez des marastiques ou dans des pancréas atteints de cancer de la tête ou d'induration syphilitique on ne put trouver une diminution aussi marquée que dans le diabète.

Dans cette maladie les îlots respectés montraient en beaucoup de cas des lésions évidentes.

Les auteurs signalent 2 cas d'hémorragies. Beaucoup d'îlots paraissent rapetissés et particulièrement comprimés et irréguliers. Les épithéliums sont modifiés. Le protoplasme parait délicat et clair (Zart und dunn); il n'est plus parfois représenté que par quelques filaments ou quelques grains.

D'autres fois, ce qui est plus fréquent, le corps cellulaire s'était tellement réduit que les noyaux se montrent plus rapprochés les uns des autres en même temps qu'ils sé colorent par l'hémalin d'une façon plus intense et paraissent plus petits et plus allongés. Dans de pareils îlots, l'atrophie des cellules faisait fortement ressortir le stroma conjonctif. Ce qui fait que les îlots prenaient un aspect réticulé dans lequel le stroma paraissait si élargi et homogène que les îlots ressemblaient à des glomérules détruits du rein.

Tissu glandulaire. — *Weichselbaum* et *Stangl* (**48**) signalent qu'un grand nombre de lobules plus petits que normalement ne renferment plus qu'un faible nombre de tubes dont l'épithélium conservé offre une taille variable.

Dans ces cellules le protaplasma était délicat et clair (Zart und dünn), peu coloré ou même paraissait transparent et incolore. Ces cellules plus claires dont le noyau ne différait pas de celui des autres éléments étaient plus minces et occupaient le centre des tubes, répondant ainsi aux cellules centro-acineuses. Toutefois leur nombre en ce cas eut été considérablement augmenté.

Dans d'autres fixations ces cellules étaient moins visibles et comme la fixation à l'altmann ne fut faite qu'en certains cas nous ne pouvons dire si cette exagération se retrouve dans tous les cas de diabète.

Les grains de zymogène mis en évidence en quelques rares cas n'offraient rien de particulier.

Ces deux auteurs signalent également avoir rencontré dans plusieurs cas des cellules épithéliales plus grandes que les autres pourvues d'un protoplasme très ténu et qui se colore plus ou moins fort en rose par l'éosine. Leur noyau s'est déplacé vers le milieu de la cellule. Tout en identifiant ces éléments à ceux décrits par *Opie* (**49**), *Weichselbaum* et *Stangl* (**48**) ne leur attribuent pas d'importance dans le diabète, car ils les ont retrouvés dans des pancréas normaux ou provenant de malades autres que des diabétiques.

Étudiant ensuite la dégénérescence graisseuse des cellules et surtout d'après les recherches de Stangl (**48**), ils remarquent que l'on trouve d'une manière constante une foule de petits grains « nous ne dirons pas de la graisse » offrant toutes « les réactions de la graisse. Il est « évident, disent-ils, que ces altérations n'ont aucun « rapport avec le diabète. Toutefois, dans plusieurs cas « de diabète, nous avons constaté que la quantité de « substance graisseuse était certainement plus abon- « dante que dans les pancréas d'individus normaux. « Ces granulations se trouvent aussi bien dans les « cellules acineuses que dans celles des îlots. »

Étudiant ensuite la signification de ces lésions, **Weichselbaum et Stang** (**48**), faisant abstraction d'un cas de pancréatite indurative, considèrent qu'aucune des autres altérations ne peut être regardée comme étant le résultat d'une atrophie inflammatoire spécifique, d'une atrophie granuleuse simple, comme le veut *Hansemann* (**46**).

Dans un seul cas de vraie induration pancréatique, il y avait eu inflammation qui par rétraction interstitielle avait amené l'atrophie et le diabète.

« Nous croyons, ajoutent-ils, que dans nos cas, « l'augmentation peu considérable du tissu conjonctif « n'est que la suite de l'atrophie du parenchyme, « comme c'est le cas pour d'autres organes. Nous avons « bien constaté dans l'atrophie du pancréas par diabète « une légère augmentation de la trame conjonctive ; « mais celle-ci, de même que l'infiltration graisseuse, « n'est sans doute que la suite de l'atrophie du pancréas « comme cela se produit dans l'atrophie musculaire. » *Weichselbaum et Stangl* (**48**) ne trouvent pas dans leurs 17 cas la confirmation de l'opinion de *Lemoine et Lannois* (**31**), ainsi que de celle de *Hoppe-Seyler* (**36**), où l'altération des vaisseaux serait la cause principale du diabète ou même la cause primitive de l'augmentation conjonctive et de l'atrophie du parenchyme.

Dans leur second mémoire, **Weichselbaum** et **Stangl** (**48**) rapportent 17 nouveaux cas de diabète, dont 15 ont une origine pancréatique. Les deux autres étant dus à d'autres causes.

De ces 15 cas, 7 ont eu une durée inconnue, les autres évoluèrent dans un laps de temps compris entre 5 mois et 10 ans. La teneur en sucre variait entre 3 % et 7 %. La mort, dans 13 cas, fut occasionnée par coma diabétique, une fois par péritonite consécutive à une perforation de l'appendice, une fois par tuberculose.

Le pancréas fut trouvé, dans la plupart des cas, atrophié en épaisseur et en largeur. Son poids oscillait entre 30 et 80 grammes. Le poids le plus élevé, 80 gr., fut trouvé dans le cas où le malade succomba à la péritonite. Dans un cas, il y avait lipomatose. Dans les autres, le tissu graisseux n'était guère visible à l'œil nu ; la consistance de l'organe ne paraissait pas accrue.

Les pièces furent fixées par le Müller Formol et à l'Altmann.

Les îlots, dans tous les cas, se montrent diminués en nombre, parfois même d'une façon telle, que même en de grandes coupes, on ne peut en trouver un seul par lobule. Cette diminution fut constatée, non par numération, mais par comparaison avec des organes normaux et pathologiques, mais non diabétiques.

Les îlots qui restent montrent certains degrés d'atrophie et différentes altérations constantes que l'on peut ranger en 3 groupes.

Le premier groupe répond aux lésions déjà décrites dans la première note. Parmi celles-ci se trouve l'atrophie simple. Les îlots ne sont pas seulement plus petits, mais ils se présentent comme plus amincis, et ne renferment que peu de travées cellulaires, parfois une ou deux.

Ces travées ne sont plus alors constituées que par une seule rangée de cellules. Celles-ci ont perdu parfois presque totalement leur protoplasma et laissent ainsi les noyaux se serrer les uns contre les autres. Les cellules ont pris l'aspect de leucocytes mononucléaires.

La *seconde altération* consiste en une dégénérescence hydropique et une vacuolisation des cellules.

On voit apparaître dans le protoplasma des cellules des îlots de petites vacuoles ou mieux des petits points arrondis au niveau desquels le protoplasme qui d'ordinaire se colore par l'éosine et paraît finement granuleux, se montre maintenant transparent et incolore.

Ces vacuoles se réunissent dans le corps cellulaire ; on ne voit plus que des fins filaments ou grains colorés par l'éosine, tandis que tout le reste est incolore. Puis filaments et grains disparaissent et le noyau paraît entouré d'une zone de protoplasme transparent et incolore.

Les auteurs ne peuvent dire si le protoplasme est devenu liquide ou transparent. Mais devant la désintégration du protoplasme et la dissolution du noyau ils choisissent le terme de liquéfaction.

La *troisième altération* consiste en une augmentation du tissu conjonctif dans l'îlot et autour de l'îlot.

Dans le premier cas, on voit que çà et là, la paroi des capillaires et le tissu conjonctif qui les accompagne paraissent augmentés et tuméfiés.

Ces points se colorent davantage par l'éosine.

Ces parties homogènes qui renferment au début quelques cellules fusiformes, appelées d'ailleurs à disparaître, augmentent de plus en plus, tandis que d'autre part la lumière des capillaires se rétrécit et que les travées des cellules s'amincissent de plus en plus. Peu à peu l'îlot évolue enfin vers une sclérose totale ressemblant alors au glomérule de la néphrite.

De pareils îlots n'ont pas toujours une capsule mais se continuent avec le tissu conjonctif intralobulaire. On peut suivre leur évolution à travers les coupes, certains mêmes présentent au milieu de masses hyalines des points de dégénérescence calcaire.

Dans certains cas la sclérose peut débuter à la surface externe de l'îlot et l'envahir ensuite. Nous avons pu constater, disent-ils, « en un cas que les îlots qui nor-« malement ne présentent pas de capsule propre « étaient environnés d'une véritable coque formée de « plusieurs couches de faisceaux conjonctifs. Puis de « cette capsule on voyait se détacher des travées péné-« trant dans les îlots. »

« Comme dans un cas le tissu conjonctif présentait « par places des amas de cellules rondes, mononucléai-« res, on peut dire, il s'agit ici d'une véritable inflam-« mation que l'on pourrait appeler « *inflammation* « *chronique indurative.* »

» Dans les cas où nous avons observé cette sclérose, « elle était exclusivement localisée sur les îlots, le tissu « inter et intralobulaire était libre d'induration. Dans « un cas le tissu conjonctif interlobulaire était absolu-« ment sain. »

Dans un autre il montrait une légère augmentation de la trame conjonctive autour des lobules les plus atrophiés, mais nulle part on ne pouvait parler d'une sclérose interstitielle.

Au point de vue de la fréquence des lésions, Weichselbaum et Stangl (**48**) admettent tout d'abord que la plus commune de toutes est la liquéfaction et l'atrophie des épithéliums. La sclérose et l'induration sont beaucoup plus rares et ne furent rencontrées que dans 4 cas de la seconde série d'observations.

Mais ces altérations ne sont pas toujours isolées et peuvent s'associer.

De plus on observe une grande variabilité dans l'étendue et l'intensité de ces lésions, et c'est ainsi que dans la plupart des cas, on rencontre toujours un certain nombre d'îlots paraissant intacts.

A côté de ces lésions, on peut ranger les hémorragies intra insulaires et la dégénérescence graisseuse des cellules.

Les hémorragies furent constatées dans 3 cas mais elles ne se présentent que dans quelques îlots isolés, dans un cas les auteurs purent constater la destruction complète d'un îlot « et, disent-ils, comme il n'existait « d'hémorragie dans aucun autre point du pancréas ou « d'autres organes, il est à croire que la lésion de l'îlot « est la cause de cette hémorragie ». Il faut ajouter à cette observation 2 autres faits analogues décrits dans le premier mémoire.

Pour ce qui est de la dégénérescence graisseuse, les auteurs constatèrent, dans deux cas de la seconde publication, une plus grande abondance de granulations graisseuses dans les îlots que dans le parenchyme. Mais étant donné que cette altération manque dans les autres cas, *Weichselbaum* et *Stangl* (**48**) ne leur attribuent aucune signification.

Tissu glandulaire. — Celui-ci est atteint d'une atrophie plus ou moins prononcée et très irrégulièrement développée.

Les cellules centro-acineuses peuvent être très variables en nombre. C'est ainsi que dans la seconde série, sur 8 cas fixés à l'altmann, on trouva 5 fois une augmentation considérable de leur nombre tandis qu'elles manquaient dans 3 cas.

Le tissu interstitiel ne montre, en aucun cas, de sclérose véritable. Le tissu intralobulaire est seulement développé dans les régions où il y a une atrophie des acini. Le tissu interlobulaire n'est pas augmenté.

Il faut noter, dans deux cas, une pancréatite aiguë évidente. Là, le tissu interstitiel, et particulièrement l'interlobulaire, est riche en mono et polynucléaires. A signaler encore un cas où le tissu interstitiel était infiltré d'un exsudat fibrineux, avec nécrose graisseuse. Mais cet envahissement graisseux est rare et les auteurs ne purent constater qu'un seul cas de vraie lipomatose.

Quant aux artères on ne peut noter que de l'athérome et seulement encore chez des individus âgés. Rassemblant alors les observations des deux mémoires qui sont ainsi au nombre de 32, **Weichselbaum** et **Stangl (48)** déclarent que : les lésions les plus constantes sont celles des îlots. Elles portent sur le nombre, la grosseur et la constitution de ceux-ci.

Dans tous les cas le nombre est diminué. Il existe une *atrophie*, une *vacuolisation* et une *liquéfaction des épithéliums*.

La sclérose des îlots se complique enfin d'*hémorragie* et de *calcification*.

Les lésions du reste du pancréas sont : atrophie des acini — augmentation ou disparition des centro-acineuses — augmentation du tissu conjonctif — pancréatite interstitielle aiguë ou chronique.

Il faut encore placer au second plan la lipomatose et la sclérose des artères qui ne se voient pas d'une façon constante.

En 1901 paraît un nouveau travail d'**Hansemann (46)** où il reprend l'étude de ses 34 cas, après avoir étudié spécialement l'îlot à l'état normal. Au sujet de l'état des îlots dans le diabète, cet auteur s'exprime en ces termes.

« Dans ses 34 observations les îlots ne manquèrent « jamais. Dans quelques-uns, ou le parenchyme était

« détruit par l'atrophie granuleuse avec polysarcie, les
« ilots étaient relativement peu nombreux ».

Même dans ces cas on trouvait encore de ces groupements cellulaires d'une apparence intacte et sans aucune altération visible.

Dans 6 cas seulement les ilots étaient pénétrés par du tissu conjonctif hyalin comme l'a décrit Opie, mais dans ces cas tous les ilots n'étaient pas atteints par cette dégénérescence et tous n'étaient pas altérés au même degré. « Je crois, dit-il, que cela dépend d'un hasard si « la prolifération conjonctive s'étend ou non dans les « ilots. »

Dans l'atrophie granuleuse avancée du pancréas, le tissu conjonctif inter et intra-lobulaire offre la même structure hyaline que dans les ilots. « Je n'ai rencontré « dit **Hansemann**, aucun cas comparable à celui « d'*Opie* (**49**) où les ilots seraient seuls modifiés avec « intégrité du parenchyme. D'ailleurs, j'ai lieu de croire « que, dans les cas d'Opie, l'intégrité du tissu conjonctif « inter acineux n'était pas aussi complète qu'il est « décrit, car la figure 1 montre un développement con- « jonctif inter acineux assez marqué. »

Le tissu hyalin se développe d'abord le long des capillaires et ce n'est que secondairement que l'épithélium est détruit. Je n'ai, dit-il, « rien vu d'une dégéné- « rescence hyaline des épithéliums. Je dois avouer que « pareille lésion ne se rencontre jamais sans diabète. « J'ai examiné plusieurs cas de sclérose (syphilitique, « pancréatite interstitielle dans la cirrhose du foie, chez « les buveurs et les cancéreux), sans rien trouver de « semblable. Il n'est donc pas encore démontré que l'on « puisse trouver la sclérose des ilots sans diabète, mais « il me paraît établi que du diabète pancréatique peut « exister sans sclérose des ilots. »

En mai 1902, paraît dans les Archives de Virchow un

mémoire d'**Herzog** (**50**), dans lequel se trouvent étudiés 5 cas de diabète.

Les lésions constatées dans les différents cas sont : une diminution du nombre des îlots, une sclérose intra lobulaire et une dégénérescence graisseuse des épithéliums acineux. Mais ce qu'il y a surtout d'intéressant dans ce mémoire c'est qu'il renferme une observation (cas 5) remarquable par l'absence totale d'îlots. L'auteur écrit : « Ayant pratiqué plusieurs centaines de coupes « je n'ai pu trouver dans celles-ci un seul îlot. Tout au « plus dans la région de la queue où les îlots sont nor- « malement abondants on trouve des petits blocs « fibreux qui paraissent être des restes d'îlots. »

Schmidt (**58**) (1902), dans son travail donne d'abord une bonne description des îlots de Langerhans qu'il considère comme des formations persistantes. Cependant il avoue avoir vu en certains cas des cellules se grouper autour d'une lumière acineuse et il ajoute « Je ne serais pas éloigné de croire que dans les états « pathologiques graves de l'organe on puisse admettre « une production d'îlots aux dépens des acini. »

Cet auteur fournit 23 cas de diabète et, parmi ceux-ci, nous en relevons certains qui se distinguent de ceux des auteurs précédents en ce qu'ils renferment un certain nombre de cas d'intégrité ou de lésions très minime du pancréas en général.

Dans 8 cas le pancréas était absolument intact. Ce qui tendrait à démontrer, dit-il, que le diabète humain n'est pas au point de vue étiologique une maladie univoque, et qu'une partie seulement du diabète se rattache aux lésoins pancréatiques.

Dans 7 cas les lésions étaient si peu étendues qu'elles ne devaient certainement pas diminuer le fonctionnement de la glande. Ces lésions, de plus, présentaient, souvent même dans des diabètes de longue durée, des caractères d'inflammation aiguë, ce qui doit les faire considérer comme des états d'irritation secondaire.

Néanmoins, *Schmidt* (**58**) ne saurait être considéré comme un adversaire de la théorie insulaire, car il rapporte dans deux cas, des lésions graves des îlots qui concordent avec celles que nous ont fait connaître *Weichselbaum* (**48**) *et Opie* (**49**).

De même en 1902, paraît le mémoire de Ssobolew (**47**). L'auteur se livre d'abord à une étude expérimentale qui consiste en examens du pancréas après ligature du canal, essais de transplantation de cette glande ; essais de stimulation et production de différents états sécréteurs de cet organe, puis enfin traite l'embryologie du pancréas. A la suite de cette étude normale, l'auteur étudie, au point de vue anatomo-pathologique, dix-sept cas d'altérations pancréatiques chez les non diabétiques et quinze cas de diabète plus un cas de glycosurie.

L'examen des cas nondiabétiques aboutit aux conclusions suivantes.

Dans les états atrophiques chez les non diabétiques les îlots restent conservés. De plus ces recherches confirment un fait déjà reconnu par l'expérimentation à savoir que les îlots de Langerhans se révèlent chez les non diabétiques comme des organites très résistants aux influences pathologiques, beaucoup plus résistants, en tout cas, que le parenchyme sécréteur. Cette résistance, toutefois, est soumise à de grandes variations individuelles.

Résumé des 15 observations de diabète. Dans 6 de ces 15 cas, il s'agissait de formes graves de diabète « diabète maigre ». Dans les autres, les renseignements cliniques ne permettaient pas de déterminer de la forme de cette affection. Dans un cas, il s'agissait probablement d'une forme nerveuse de diabète qui s'aggrava vers son terme. Une fois la glande montra une sclérose avec atrophie

considérable du parenchyme. Dans la plupart des observations (8) le pancréas ne présentait que des indices
d'atrophie simple. Dans six cas, il n'y avait aucune
lésion macroscopique visible.

En ce qui concerne les ilots, il n'existe dans deux
observations aucune modification. Dans quatre, il fut
impossible de trouver un seul ilot. Dans neuf, on constate une diminution considérable de leur nombre,
allant presque à la disparition totale. Dans le cas de
diabète d'origine nerveuse, il y a une diminution du
nombre des ilots et une forte dégénérescence graisseuse.

Deux fois les ilots bien que conservés montraient les
signes d'une atrophie simple avec pycknose, vacuolisation et chromatolyse des noyaux.

Dans le cas de glycosurie liée à une gastro-entérite,
le pancréas montrait des altérations et une nécrose partielle. Les ilots laissaient voir des altérations assez mar-
quées, même dans les régions bien conservées du
parenchyme. Les cellules étaient petites, leurs limites
protoplasmiques vagues. Parfois même, le protoplasme
avait totalement disparu. Les noyaux se coloraient mal.

Autour des conduits excréteurs, on rencontre des
leucocytes et des bactéries.

En résumé, dans le diabète, les ilots, d'après *Ssobolew* (**47**), se montrent comme étant les éléments les
moins résistants. Dans 13 cas sur 15, il y avait diminution du nombre et même disparition complète de ces
organites. Ceux qui étaient conservés montraient des
altérations graves, plus graves même que celles du
parenchyme.

De même, **Wright** et **Joslin** (**51**) en 1901, avaient
rassemblé 9 cas de diabète.

Ils trouvèrent, dans deux de leurs cas, la dégénérescence hyaline décrite par *Opie* (**49**). Dans un, surtout,

cette lésion des îlots était particulièrement nette. On n'en trouvait qu'un très petit nombre encore normaux.

Au point de vue de la provenance du tissu hyalin, ces auteurs admettent qu'il dérive des cellules épithéliales. En dehors de cette altération, le pancréas ne montrait aucune lésion, si ce n'est un peu d'infiltration leucocytaire. Dans le second cas, le pancréas est fortement infiltré par de l'adipose. Le tissu interstitiel paraît un peu augmenté.

Parmi les 7 autres cas de diabète, on ne put voir de lésions définies qu'en un seul cas (Observation III). On constate, en effet, un exsudat de fibrine et des leucocytes, dans les septa de l'organe. Les îlots ne sont pas atteints, les tubes glandulaires ne sont pas nécrosés. Une grande quantité de pigment jaunâtre se trouve à l'état de grains dans le tissu épithélial et dans le tissu interstitiel.

Dans la thèse de **Gentès (55)**, nous trouvons en ce qui concerne l'anatomie pathologique, une observation d'un diabétique présentant une lésion scléreuse péri-canaliculaire du pancréas avec conservation du nombre mais altération assez profonde des îlots par une sclérose avancée.

Nous signalerons enfin dans cette époque la présentation que fit notre Maître M. le Professeur **Curtis (52)** à la Société centrale de Médecine du Nord. Le pancréas provenait d'une femme morte de tuberculose au cours d'un diabète maigre.

« La queue de l'organe est transformée en une cavité « kystique d'origine canaliculaire : kyste séreux par « rétention. La tête de l'organe est presque normale. Il « existe de la sclérose péri-canaliculaire, péri-vasculaire « et parfois péri-acineuse. Cela n'expliquerait pas le dia- « bète, mais on constate la disparition d'une quantité « d'îlots de Langerhans, dont quelques-uns, en outre, « sont sclérosés. Cette lésion si spéciale, dit-il, vient à « l'appui de l'hypothèse qui ferait de ces îlots les géné- « rateurs du ferment glycolytique. »

A ces travaux parus en l'espace de deux années, 1901-1902, il convient de rassembler d'autres mémoires plus récents de **Lancereaux (59)**, de **Delamare et Thoinot (56)**, de **Mollaret (57)**, et surtout les mémoires de **Sauerbeck (59)** publiés successivement en 1904.

En 1904, en effet, **Lancereaux (59)** publiait dans le Bulletin de l'Académie de Médecine 4 nouvelles observations de diabétiques, dont l'examen histologique fut pratiqué par M. le *Professeur Laguesse.*

« Les lésions portent toutes sur le tissu conjonctif, mais les acini ne sont pas toujours également altérés, dans quelques cas même, ils conservent, par places, une apparence d'intégrite parfaite, ce qui tend à prouver que la destruction de ces éléments n'est pas la condition indispensable du diabète pancréatique. Les follicules ou îlots de Langerhans, au contraire, sont : ou totalement détruits, ou gravement lésés ».

Observation I. — Homme de 46 ans.

La glande, à l'examen microscopique, se révèle comme profondément envahie par la graisse. Aucun de ses lobules n'est intact : chacun d'eux, en effet, se trouve infiltré de nombreuses cellules graisseuses qui, par places, ont remplacé le tissu glandulaire ; il existe, en outre, de larges cloisons adipeuses interlobulaires et une sclérose péri-acineuse diffuse qui atrophie les lobules. Les îlots de Langerhans, très rares, sont en grande partie étouffés par la sclérose.

Observation II. — Homme de 46 ans.

Le pancréas pèse 58 grs. A un grossissement moyen on constate l'existence d'une sclérose péri-acineuse de certains lobules où tous les acini sont séparés les uns des autres par des cloisons fibreuses alors que normalement ils le sont uniquement par leurs membranes propres adossées les unes aux autres. Au pourtour des petits canaux, la tunique conjonctive est particulièrement épaisse.

Les îlots typiques de Langerhans sont très rares, et peu ou point sclérosés. En revanche il existe un assez grand nombre de formes de transition qui semblent être des groupes d'acini en train de se transformer en îlots, mais incapables d'achever leur évolution et dont quelques-uns offrent des signes de dégénérescence hyaline. Il existe, en outre, sur un point, au pourtour des gros conduits, une sorte de bourgeonnement d'une touffe de conduits de nouvelle formation, constituant comme un petit adénome.

Observation III. — Homme de 50 ans.

Vue au microscope après conservation à l'alcool, cette glande présente une sclérose périlobulaire des plus accentuée ; elle est transformée en une masse fibreuse dense dans laquelle sont inclus çà et là des restes de lobules parenchymateux. Ces lobules, très réduits, sont séparés par de vastes espaces fibreux dissociés sur certains points, à leur périphérie, par des fibres conjonctives qui les pénètrent et ne laissent apercevoir nettement ni canaux, ni îlots, ni acini. Les logettes qui renferment ceux-ci ne sont plus remplies que par un magma finement granuleux, par des cellules nécrosées dépourvues de noyaux, et ne prenant plus les colorants. Les îlots de Langerhans ont disparu, excepté sur un point situé au voisinage immédiat de la veine splénique, où le tissu pancréatique remarquable par un aspect un peu spécial présente au milieu du tissu fibreux des amas assez considérables de parenchyme glandulaire uniquement constitué par ces îlots. Disposés en plusieurs traînées ceux-ci pour la plupart conservés très gros et richement vascularisés ne laissent apercevoir entre eux ni acini ni canaux excréteurs, mais uniquement, par places, quelques vertiges de ces derniers sous forme de cordons fibreux contenant un petit nombre de cellules épithéliales.

Observation IV. — Homme de 31 ans.

A un faible grossissement, les acini pancréatiques ont une apparence normale du moins sur certains points. C'est qu'en effet, il n'existe aucune trace de sclérose périlobulaire ; mais à un grossissement plus fort il est facile de constater à l'intérieur des lobules, une sclérose péri-acineuse diffuse très marquée, écartant l'un de l'autre les acini extrêment raréfiés, étouffés, et par places en voie de disparition.

Les îlots de Langerhans sont très rares, et vers le centre des lobules qui en sont dépourvus il existe une

petite plaque scléreuse étoilée qui représente vraisemblablement la place de ces îlots complètement étouffés.

Nous pensons pouvoir réunir en un seul examen la
thèse de Mollaret (57) et l'article de Thoinot et Delamare (56), car les 5 observations sont les mêmes dans
les deux travaux.

Ces auteurs étudient 5 cas dont 3 de diabète gras, 1
de diabète bronzé et 1 de diabète maigre ; ils y trouvent
des lésions des îlots tantôt purement épithéliales (cas I),
nécrose et pigmentation de leurs cellules (cas de diabète
bronzé) avec diminution du nombre des îlots.

Cette dernière modification se rencontre surtout
dans le cas de diabète maigre où l'on trouve en outre de
la sclérose péricanaliculaire. Enfin, dans les deux autres
cas de diabète gras, le pancréas est le siège d'altérations
suivantes : Épaississement du tissu périlobulaire avec
adipose dans un cas. Sclérose périvasculaire et péricanaliculaire dans l'autre cas. Dans le premier les îlots
sont intacts. Dans le second existe une légère lésion
conjonctive « périlangerhansienne ». Presque tous les
îlots sont sains.

Les auteurs dans leurs conclusions écrivent : « Nous
« sommes donc logiquement conduits à soutenir l'exis-
« tence d'une relation causale entre certaines altéra-
« tions insulaires et certains diabètes ou, ce qui revient
« au même, à considérer ces diabètes comme l'expres-
« sion clinique d'une insuffisance langerhansienne. »

Il nous reste maintenant à examiner le mémoire de
Sauerbeck (59) (*partie personnelle*).

Dans ce travail nous passerons sous silence tout une
première partie qui ne manque pourtant pas d'intérêt
mais qui traite uniquement du pancréas normal et de
l'analyse des travaux antérieurs. Nous ne signalerons
que les recherches de Sauerbeck sur la distribution et

le nombre des ilots normaux qui, venant s'ajouter aux données d'*Opie* (**49**),constituent un document utile aux anatomopathologistes. L'auteur fait des numérations méthodiques d'îlots. Ce nombre est variable. « Il est à « remarquer que les différences entre deux glandes « normales. sont parfois, dit-il, plus considérables « qu'entre une glande normale et une glande patholo- « gique. »

Le nombre ordinaire varie entre 3 et 10 îlots par champ d'environ 2 à 3 millim. carrés. Le nombre le plus ordinaire est celui de 3 à 4 pour ce champ, de sorte que l'on a à *peu près 1 îlot par millimètre carré.*

L'auteur rassemble 17 cas de diabète qui se résument de la manière suivante. En ce qui concerne les altéra- tions du pancréas, la glande ne s'est montrée fortement atteinte que dans la minorité des observations (15-16-17). Deux fois, elle présentait de la lipomatose, une fois, elle était indurée par suite de calculose.

Dans 11 cas, la glande montre des altérations légères. Parmi ces cas, 10 sont atteints de lipomatose plus ou moins accusée, mais sans jamais toutefois être considérable. Presque toujours, sauf dans le cas 6, il existe en même temps, une augmentation du tissu conjonctif qui, constamment, est de nature chronique. « Nous pensons « écrit-il », qu'elle est liée à l'artério- « sclérose, lorsqu'elle se présente en plaques isolées, et « comme une lésion concomittante de la lipomatose, « lorsqu'elle occupe la totalité de l'organe. »

« Nous n'avons jamais rencontré une véritable « pancréatite interstitielle donnant l'impression d'un « processus « sui generis », comme l'a soutenu *Hanse-* « *mann.* Il ne nous paraît pas non plus possible de dire « qu'une différence fondamentale existe entre les cas « avec ou sans diabète, en ce sens que la sclérose serait

« tantôt, dans le diabète, interacineuse, tantôt interlo-
« bulaire sans diabète. .

L'auteur combat absolument la conception de *Hansemann* au sujet d'une atrophie granuleuse spécifique,
et termine par ces mots :

« Aux termes de cet examen, nous arrivons donc à
« cette conclusion que, dans les cas de diabète, aucune
« lésion spéciale ne prédomine d'une manière particu-
« lière dans le pancréas.

« Enfin, nous devons signaler que dans trois cas de
« diabète, nous n'avons trouvé dans le pancréas aucune
« altération qui différencie cette glande de l'état normal.
« Tout au plus pourrait-on dans ces cas parler d'une
« légère atrophie. »

« En ce qui concerne les îlots de Langerhans, nos cas
« ne conduisent pas plus à un résultat unique.

« Nous avons constaté, dit-il, une diminution du
« nombre des îlots, mais nous ne pûmes noter la dispa-
« rition totale notée par *Dieckhoff*, *Herzog* et *Ssobolew*.

« De plus, nous n'avons trouvé qu'exceptionnelle-
« ment des altérations qualitatives de quelque impor-
« tance.

« La lésion la plus profonde fut trouvée dans le cas
« III. Très rares ici étaient les îlots normaux. Ceux qui
« étaient lésés présentaient une atrophie des cellules
« insulaires, liée à une pycknose nucléaire, ainsi qu'à
« une diminution des cellules. Les vaisseaux et le tissu
« conjonctif n'étaient pas altérés en ce cas. »

Les autres altérations insulaires étudiées ensuite par
Sauerbeck (**59**) portent sur le tissu conjonctif et sur les
vaisseaux.

Dans deux cas, l'augmentation du tissu conjonctif
des îlots est peu prononcée et limitée à un petit nombre
d'îlots.

Pour ce qui est de la dégénérescence des vaisseaux

capillaires, l'auteur insiste sur les cas 7, 8, 9, 10, 15, et particulièrement sur l'observation 4.

Au point de vue lésions, il s'agit en général, d'une espèce de gonflement des parois capillaires, avec dégénérescence hydropique des cellules des îlots. Presque dans tous ces cas, il y avait de l'artério-sclérose. Une fois les lésions se laissaient voir également dans le tissu glandulaire. Dans un autre cas, l'hyalin se trouvait dans le parenchyme et non dans l'îlot, où il fut impossible de le rencontrer.

L'auteur n'a pas vu l'altération spéciale des cellules insulaires que *Weichselbaum* et *Stangl* (**48**), considéraient comme spéciale au diabète.

Et, d'après lui, si l'on classe les cas selon le degré d'altération des îlots, on constate qu'il existe généralement un parallélisme entre les lésions des îlots et celles du parenchyme. Plus de la moitié appartient à un groupe caractérisé par une altération simultanée du parenchyme et des îlots. Il résulte de l'examen anatomique des cas de **Sauerbeck**. « Que la théorie des îlots « ne paraît pas, dit-il, démontrée d'une manière aussi « absolue qu'elle le semblait à la suite des publications « d'*Opie* ; mais qu'elle n'est pas en somme en contra- « diction avec l'ensemble de ses observations. La dimi- « nution presque constante du nombre des îlots, le cas « particulier de lésions insulaires prédominantes, d'autre « part, l'absence de lésion de leur parenchyme si fré- « quente chez les non diabétiques, sont des faits qui « plaident en faveur de la théorie des îlots ».

Dans notre second groupe d'auteurs ceux qui n'admettent point la subordination directe du syndrôme diabétique, aux lésions exclusives des îlots ; se rangent **Gùtmann** (**61**) et **Karakascheff** (**62**).

Gùtmann (**61**), en 1903, rapporte trois observations de diabète pancréatique. Dans tous les cas on trouve

une atrophie du pancréas. Celle-ci dans l'observation II
était moins accentuée que dans les cas I et III. Cette
atrophie était accompagnée dans l'observation I d'une
pancréatite aiguë et dans l'observation III d'une polysarcie assez prononcée. Les îlots surtout dans le cas II
présentaient un aspect normal mais étaient cependant plus rares en I et III. Les quelques-uns que l'on
rencontre sont intacts. Il n'existe d'ailleurs pas de
lésions apparentes des îlots dans aucun des trois cas.
« En admettant même, dit cet auteur, l'existence de
« cette diminution du nombre des îlots, cette disposi-
« tion n'aurait pas, dans nos cas, la constance que leur
« attribue *Weichselbaum et Stangl* (**48**) ainsi qu'*Herzog*
« (**50**). Notre cas II en est la preuve ». Nous croyons
donc, ainsi que le montre Hanseman (**46**) qu'il existe
des cas de diabète pancréatique sans lésions des îlots.

Le mémoire de **Karakascheff** (**62**) (1904) relate onze
cas. On rencontre dans ceux-ci une dégénérescence plus
ou moins forte du parenchyme dont l'origine, dans
quelques cas, peut être rapportée à une artério-sclérose.
Dans les cas 2, 3, 4, il n'y avait pas d'artério-sclérose.
Dans le 5e, l'atrophie était occasionnée par une hémorragie de la partie caudale ayant entraîné la rétraction
cirrhotique.

Les îlots sont conservés dans les onze cas. Le protoplasma cellulaire et les noyaux sont bien développés.
Les vaisseaux ont des parois minces. Aucune lésion ne
rappelle la sclérose, les dégénérescences, hyaline ou
cellulaires, décrites par les auteurs. Bien au contraire,
dans beaucoup de cas, l'auteur a constaté une sorte
d'augmentation du volume des îlots, une prolifération
de ceux-ci sans qu'il existe, toutefois, une augmentation
de leur nombre.

L'auteur décrit une lésion spéciale qui consiste en
une décomposition d'îlots adultes en petits amas, de

cellules qui, souvent, sont écartées les unes des autres par des acini glandulaires.

« D'après nos observations, dit-il, il semble que ces
« décompositions des îlots en petits groupes fragmen-
« taires et la disparition des îlots qui en résulte par
« places s'effectuent en réalité par une transformation
« des travées cellulaires des îlots en acini glandulaires.

« Cette transformation s'effectue de la manière sui-
« vante :

« Les cellules des travées les plus périphériques
« s'agrandissent, deviennent plus cylindriques, se char-
« gent de granulations, et se disposent alors en une
« petite masse suivant une direction radiaire autour
« d'un petit canalicule qui apparaît au centre de la
« masse ainsi formée ».

Cette transformation était surtout bien développée dans les cas 2, 3, 4.

« D'après mes recherches, dit **Karakascheff**, je suis
« d'avis que les îlots de Langerhans ne sont pas seuls
« en relation directe avec le diabète mais que le paren-
« chyme tout entier doit être mis en cause et que c'est
« sa destruction qui occasionne la maladie. Ceci s'accorde
« avec les données d'*Hansemann* et d'*Heixheimer* qui,
« dans les 2/3 de leurs cas, ont trouvé les îlots normaux.

» La prolifération des îlots ainsi que leur morcelle-
« ment fragmentaire ne peut s'expliquer qu'en admet-
« tant que ce processus résulte d'une néoformation
« d'acini que l'on serait en droit de considérer comme
« une néoformation de suppléance. Cette transforma-
« tion des îlots et cette néoformation d'acini se ren-
« contre partout où le parenchyme glandulaire a été
« détruit. Ceci est parfaitement d'accord avec ce que
« nous savons de la manière de se comporter des îlots
« au cours du développement de la glande. Il est peu
« probable que les îlots aient une relation quelconque

« avec le métabolisme des hydrates de carbone. Il est
« bien plus probable que les lésions de la totalité du
« parenchyme se trouvent en relation avec le diabète.
« Les agents pathologiques généraux peuvent frapper
« simultanément les acini et les îlots qui, eux, doivent
« être considérés comme les parties les plus résistantes.
« Les acini sont détruits ou fonctionnellement lésés. Les
« îlots, au contraire, plus résistants, peuvent produire
« des acini nouveaux qui à leur tour sont appelés à
« subir la dégénération et ne peuvent ainsi servir à la
« reconstruction de la glande.

« C'est pour cela, dit **Karakascheff (62)**, que le diabète
« peut manquer dans tous les cas où les altérations por-
« tent uniquement sur les acini, par exemple dans la
« ligature du canal pancréatique, tandis que les îlots
« sont épargnés et restent ainsi aptes à régénérer du
« parenchyme glandulaire normal. »

Après le long tableau historique que nous venons
d'exposer nous croyons indispensable de dégager de
l'ensemble des faits les constatations anatomiques bien
acquises et de mettre en évidence, d'autre part, les
interprétations et les idées doctrinales variées qui, a
l'heure actuelle, sont encore discutables.

Ce qui ressort de l'histoire anatomo-clinique du
diabète pancréatique et de la physiologie de l'organe,
c'est que le syndrôme diabétique est incontestablement
lié à une lésion ordinairement atrophique et dégénérative
de la glande, et que, dans la plupart des cas, c'est la
forme clinique maigre qui s'allie à la lésion du pancréas.

Toutefois, on ne saurait admettre à ce sujet, une
opinion trop exclusive car des observations de diabète
gras viennent s'intercaler dans la série.

D'autre part, il paraît bien établi que c'est par la

suppression ou la perturbation d'une sécrétion interne que la lésion pancréatique engendre les troubles généraux du diabète.

Cette sécrétion régulatrice à l'état normal des échanges nutritifs paraît se localiser dans des parties épithéliales du pancréas « les îlots de Langerhans ». Les faits histologiques sont absolument probants à ce sujet.

Ce que nous ignorons et ce que jusqu'ici l'histoire du diabète ne nous a pas appris c'est de quelle manière la sécrétion endocrine agit et dans quelle mesure elle se trouve toujours localisée aux îlots.

Ceux-ci, enfin, sont-ils des formations persistantes ou sujettes à des remaniements ; c'est un dernier point, le plus important peut-être, que l'histoire anatomopathologique du pancréas diabétique est loin d'avoir éclairci.

OBSERVATIONS PERSONNELLES

Observation I

(Recueillie dans le service de M. le professeur Lemoine[1], alors que nous y étions en qualité d'interne).

P. V..., 20 ans, cartonnier.

Antécédents héréditaires. — Père mort de bronchite à l'âge de 49 ans. Mère morte de bronchite chronique. Le malade ne peut préciser l'âge. D'après les renseignements, tout porte à supposer qu'il s'agit ici de la tuberculose, tant pour le père que la mère.

Antécédents collatéraux. — Néant.

Antécédents personnels. — A l'âge de 12 ans, le malade eut une scarlatine. Celle-ci, assez intense, fut suivie d'une angine qui dura environ 15 jours.

Pas d'habitudes alcooliques. Pas de maladies vénériennes.

Histoire de l'affection

Le début de ce diabète fut absolument brusque.

Le 15 avril 1902. — P. V... étant occupé à travailler

---

[1] Nous prions Monsieur le professeur Lemoine d'agréer à cet effet l'expression de nos respectueux remerciements.

se sentit tout à coup pris d'éblouissement ; en même temps était survenue une céphalée intense qui l'obligea à quitter le travail pour se mettre au lit. Les douleurs de tête duraient depuis 3 ou 4 jours environ, quand le malade s'aperçut qu'il buvait beaucoup plus que de coutume. Toujours il était en proie à une soif intense et, malgré les boissons abondantes qu'il ingérait, il ne pouvait se désaltérer.

De plus, il éprouvait à la gorge une sensation de brûlure, et ses lèvres étaient constamment sèches et rôties.

Dans les jours suivants, son appétit augmente considérablement, et bientôt même, 3 semaines environ après le début, la polyphagie est devenue intense. Il mange énormément au moment des repas, et cependant, il a peine à se rassasier, le dîner fini, la faim réapparaît presqu'aussitôt.

Un troisième symptôme attirait également son attention. Peu à peu, en effet, les mictions étaient devenues de plus en plus fréquentes, bien que la quantité d'urine émise chaque fois était en quantité normale. Cette remarque lui était venue par ce fait, que chaque nuit, il était forcé d'uriner au moins 3 ou 4 fois.

Peu à peu, le malade commença à éprouver une sensation de faiblesse dans les jambes, la station debout prolongée le fatigue et son travail ne l'intéresse plus, il ne se sent d'ailleurs pas le goût de s'y adonner. Malgré les quantités considérables de nourriture absorbée, il maigrit énormément, ce qui le fait rentrer une première fois à l'hôpital, le 7 février 1903, dans le service de M. le Professeur Combemale. Les analyses d'urines pratiquées à cette époque, donnent 350 grammes de sucre environ par 24 heures. Mais le malade ne veut pas se soumettre au traitement et sort bientôt de l'hôpital.

Depuis sa sortie de la Charité le malade accuse des

douleurs dans le bas-ventre. Celles-ci parfois s'irradient dans les flancs ou vers le creux épigastrique.

Les troubles digestifs sont fréquents tantôt les digestions sont pénibles, des périodes de diarrhée succèdent à des périodes de constipation. Des céphalées très douloureuses apparaissent après les repas.

La faiblesse musculaire s'accentue. Le moindre travail devient impossible,

Le plus petit effort cause de pénibles oppressions.

Le 16 juin 1903, le malade entre dans le service de M. le professeur Lemoine.

Les symptômes polydypsie, polyphagie, polyurie persistent avec une grande intensité.

L'amaigrissement est considérable. La peau pâle, sèche, ridée est le siège d'une desquamation active et offre quelque ressemblance avec celle d'un malade atteint d'icthyose. Il faut noter également l'existence d'un furoncle siégeant à la nuque.

Appareil digestif. — Les lèvres et la voûte palatine sont perpétuellement sèches, quelques dents sont tombées depuis le début du diabète, d'autres assez nombreuses se sont cariées.

Les digestions sont relativement faciles en ce moment. Il n'y a ni diarrhée, ni constipation. L'estomac est un peu dilaté. Le foie déborde les fausses côtes de 1 travers de doigt.

Appareil urinaire. — Les mictions sont fréquentes et abondantes non seulement pendant le jour mais encore la nuit.

Ce qui l'oblige à se lever chaque nuit, et même jusque 5 fois pour uriner.

La quantité des urines est de 5 litres par vingt-quatre heures.

L'examen ne donne pas trace d'albumine, par contre

on trouve par 24 heures une élimination de 274 gr. 86 centigr. de sucre.

Appareil pulmonaire. — Rien à signaler de particulier.

Appareil circulatoire. — Les bruits cardiaques sont irréguliers, le pouls est faible.

Système nerveux :

Réflexes Pharyngé diminué.

Rotuliens abolis.

Plantaires. id.

Crémastérien diminué.

Réflexe cornéen conservé.

La vue n'a subi aucune modification.

La sensibilité est intacte.

Le malade soumis à cette époque au régime carné absolu ne put le conserver, car au bout de 10 jours il fut pris de diarrhée et de vomissements abondants avec tendance au coma. D'ailleurs, la teneur en sucre des urines ne diminua pas.

Il quitte la clinique le 6 août 1903 pour rentrer de nouveau le 21 janvier 1904.

L'état général est alors tout à fait mauvais.

La maigreur est extrême, le visage est émacié, creusé de rides profondes qui donnent au faciès le masqué du vieillard. Toutes les dents sauf trois cariées sont tombées tour à tour. Les cheveux sont rares et clairsemés, les sourcils et les cils très peu abondants, les paupières sont atteintes de blépharite.

Les membres sont décharnés, la peau flasque et trop grande forme des plis nombreux. Les muscles sont atrophiés.

Le malade, bien qu'âgé de 20 ans, paraît à peine 17 ans. Au niveau de la poitrine les côtes font des saillies d'autant plus développées que les espaces intercostaux sont maintenant très déprimés.

L'abdomen fait contraste avec la maigreur du reste du corps. Le ventre est, en effet, distendu, ballonné, mais ceci est dû à un météorisme exagéré particulièrement dans la région médiane. Partout le revêtement cutané présente la desquamation furfuracée signalée déjà en juillet dernier. La sensation de faiblesse est telle que le malade garde le lit presque continuellement.

Appareil digestif. — La polydypsie et la polyphagie sont conservées avec presqu'autant d'intensité qu'au mois de juin, mais les fonctions digestives sont de beaucoup ralenties. Outre les céphalées le malade éprouve après chaque repas une pesanteur douloureuse siégeant au creux épigastrique et durant environ de 3 à 4 heures. Il manifeste un dégoût de plus en plus marqué pour la viande et les graisses et, à partir du 28 janvier, il ne se nourrit plus que de pain, de lait, d'œufs et de légumes. Il accepte encore de temps à autre un peu de viande saignante mais il faut qu'elle soit totalement dépourvue de graisse.

Les selles sont décolorées, blanchâtres et graisseuses.

Le foie est petit, sa matité supérieure commence dans le 7ᵐᵉ espace intercostal et disparaît à un doigt environ avant le rebord des fausses côtes.

La percussion et la palpation ne permettent pas de déceler de trace d'ascite. La palpation est douloureuse au niveau du creux épigastrique.

Appareil circulatoire. — Rien à signaler de particulier, à part quelques intermittences. Le pouls est à 90.96 à la minute.

Système nerveux.

Réflexes plantaires . . . } abolis.
— rotuliens . . . }
— crémastérien . } diminués.
— pharyngé . . . }
— cornéen . . . conservé.

Réaction à l'accommodaticn : normale.

La vue n'a subi aucune modification.

La sensibilité est intacte.

Depuis deux mois le malade souffre fréquemment de douleurs intercostales.

Appareil pulmonaire. — Depuis le mois de novembre, le malade tousse et crache beaucoup. Les crachats dégagent une odeur fade et fétide, ils sont purulents et nummulaires. Il n'y a pas eu d'hémoptysies à vrai parler, mais souvent les expectorations furent striées de sang.

Auscultation. — On trouve à droite au sommet, tant en avant qu'en arrière, les symptômes d'une caverne pulmonaire.

Du côté gauche, on relate des signes de ramollissement du lobe supérieur. Le malade a de la température et présente maintenant une courbe de fièvre hectique tuberculeuse.

Bacilles de Koch, nombreux dans les crachats.

Appareil génito-urinaire. — Rien à signaler du côté du rein, ni de la vessie. Le malade se plaint de douleurs à la miction, mais celles-ci sont causées par une balanite qui persiste malgré le traitement local.

Urines. — Depuis un mois la quantité d'urine émise en vingt-quatre heures a beaucoup diminué. Au lieu de 6 à 8 litres, quantité courante aux mois de septembre et octobre dernier, le malade n'urine plus que 3 litres environ, d'où ralentissement manifeste de la polyurie et de la pollakyurie.

Examen des urines des 24 heures, du 24 au 25 janvier, quantité d'urine : 3 litres.

Densité : 1030.

Albumine : Néant.

Le sucre dosé par le saccharimètre, la liqueur de Fehling et la liqueur de Violette, donne une moyenne de 81 gr. 40 cent. par litre, ce qui fait en totalité pour 24 heures, 244 gr. 20 cent. de sucre.

1er février. — Le malade s'affaiblit de plus en plus, mange moins et boit peu, comparativement aux jours précédents.

La quantité d'urine émise en 24 heures est de 2 litres 500.

Densité : 1028.

Albumine : Néant.

Sucre par litre : 104 gr. 50 cent.

Ce qui fait 261 gr. 25 cent. par 24 heures.

Pas d'acétone.

Peu à peu le malade évolue comme un tuberculeux arrivé au stade cachectique. La fièvre devient de plus en plus irrégulière. Les crachats et l'haleine sont fétides. La diarrhée est constante. L'appétit est nul, la soif est de moins en moins accusée.

8 février. — Quantité d'urine en 24 heures : 1.550.

Albumine : Néant.

Sucre 23 gr. 50 par litre, ce qui fait 46 gr. 425 mill. par 24 heures.

Le 10 février. — La cachexie progresse de plus en plus, le malade ne mange et ne boit presque plus.

Quantité d'urine : 1 litre 200.

Le sucre a complètement disparu.

Par contre on constate un précipité abondant d'albumine qui, dosé par la méthode d'Esbach, donne 8 gr. par litre, ce qui fait 9 gr. 60 par 24 heures.

Il en est de même pour les jours suivants, le sucre a complètement disparu. L'albumine persiste seule en grande quantité donnant chaque jour un précipité de 6 à 8 gr. par litre.

Du 13 février au 14 février les urines sont de plus en plus rares. On ne peut recueillir que 800 gr. d'urine.

Pas trace de sucre.

Pas trace d'acétone.

L'albumine dosée par l'Esbach donne 12 gr. par litre, ce qui fait 9 gr. 60 par 24 heures.

Le malade meurt le 16 février 1904.

Autopsie

L'autopsie fut faite 36 heures après la mort.

La rigidité cadavérique a disparu, l'abdomen est légèrement verdâtre, dans la région de la ligne blanche. Le cadavre est d'une maigreur extrême.

Thorax. — Le poumon gauche est adhérent à la paroi costale. En voulant l'extraire de sa loge thoracique on remarque la présence d'un épanchement pleurétique limité dans de petites loges cloisonnées dans les parties latérales et postérieures de la plèvre.

A la coupe macroscopique, on trouve une énorme caverne anfractueuse occupant toute la partie moyenne du lobe supérieur. Une seconde caverne un peu plus petite est juxtaposée à cette première. Ce qui fait que les deux cavités ne sont en somme séparées que par une mince couche de tissu pulmonaire en voie de désagrégation.

Tout le pourtour des cavernes est formé de masses tuberculeuses agglomérées présentant une teinte jaunâtre et déjà arrivées au stade de caséification.

Le lobe inférieur congestionné, est parsemé de tubercules miliaires qui en certaines régions se fusionnent en petites masses de la grosseur d'un pois ou d'une noisette.

A la coupe leur surface atteint celle d'une pièce de 50 centimes.

Poumon droit. — Libre et sans adhérence dans sa loge thoracique cet organe est congestionné dans toute son étendue et parsemé de tubercules miliaires confluents.

On ne rencontre pas de cavernes dans le lobe supérieur mais en son centre on peut voir que toute la partie moyenne est en voie de ramollissement.

Par contre il existe dans le lobe inférieur une véritable caverne du volume d'une grosse noix, et qui renferme un dépôt de caillots cruoriques baignant dans un liquide roussâtre.

Cœur. — Le cœur est petit, l'aorte admet l'extrémité de l'index.

Le *Ventricule gauche* est vide. L'épaisseur du myocarde en systole est de 15 millimètres. Les valvules sigmoïdes sont saines. La mitrale présente un aspect normal et admet dans sa lumière l'extrémité du médius et de l'index.

Le ventricule droit est également vide. On y trouve seulement quelques caillots cruoriques de petit volume.

L'épaisseur de la paroi est de 5 millimètres.

Toute la surface externe du cœur est grisâtre.

La péricarde épaissi contient 150 gr. de liquide séreux.

Abdomen. — Le rein gauche pèse 170 gr., le droit 150 gr. Ces deux organes sont dans le même état et paraissent plutôt volumineux si on compare leurs dimensions proportionnellement à celles du cadavre. Leurs surfaces sont lisses et présentent une coloration rouge brique. Le rein gauche, par exemple, a 11 centimètres de longueur et 6 cent. de largeur au niveau du hile.

A la coupe. — La substance corticale mesure entre 7 et 10 millimètres d'épaisseur, les pyramides sont très congestionnées. La coupe, dans son ensemble, a une teinte rouge foncée, violacée principalement dans la région corticale.

La Rate a une consistance assez ferme, pas de périsplénite. A la coupe le tissu est rouge foncé, marbré.

de quelques points folliculaires blancs peu apparents.

Le Foie est petit ; le lobe gauche fait presque totalement défaut, il est réduit à une languette de 4 centimètres de large. L'organe, dans son ensemble, a une forme presque ronde. Sa surface est lisse. Les veines paraombilicales sont normales et ne présentent pas de dilatation. Les voies biliaires sont perméables.

A la coupe le tissu est rouge brunâtre et d'aspect normal. Sur le fond se détachent un semis de petits tubercules du volume d'un grain de mil à une tête d'épingle. Les plus gros font nettement saillie sur la surface.

Les capsules surrénales n'offrent rien de particulier.

L'examen *du tube digestif* ne révèle rien de particulier. Il n'existe pas de tuberculose intestinale visible. Les ganglions mésentériques paraissent normaux.

L'estomac ne porte aucune lésion ulcérative. Au niveau de la grande courbure la muqueuse gastrique, grisâtre sur toutes les autres régions, présente quelques points ecchymotiques.

PANCRÉAS

Poids total, 55 gr. Sa longueur est de 16 centimètres. Sa largeur dans le sens vertical est à la tête de 3 centimètres, à la queue et au niveau du corps de 2 centimètres. L'épaisseur varie entre 1 cent. 1/2 à 2 centimètres.

L'organe est petit et d'une extrême mollesse. Sa coloration est grisâtre, il est couvert d'arborisations vasculaires congestionnées. A la coupe, les lobules paraissent séparés par des traînées vasculaires congestionnées et présentent la même teinte grise.

On n'y trouve aucune formation kystique, aucune oblitération de canaux. Pas de nécrose graisseuse dans le tissu adipeux péripancréatique qui, d'ailleurs, n'est que très faiblement développé.

Les lésions histologiques que nous décrirons plus loin ne se révèlent pas ici par un aspect scléreux, visible à l'œil nu.

Cerveau. — A l'ouverture de la boîte crânienne, les méninges apparaissent un peu congestionnées. Il y a même un léger œdème. Le sinus longitudinal renferme du sang liquide.

Poids de l'encéphale : 1 k. 200 gr.

Aucune lésion ne peut être constatée macroscopiquement.

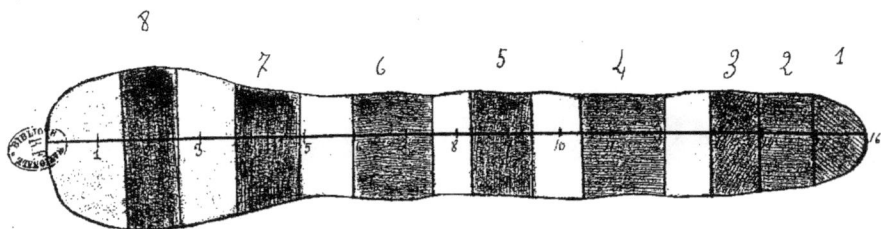

PANCRÉAS 1. Schéma montrant les points coupés et étudiés.
L'échelle de 1 à 16 qui divise la figure représente le nombre de centimètres mesuré par l'organe.
Grandeur nature.

ÉTUDE HISTOLOGIQUE

1º *Pancréas.* — L'organe fut réparti de la queue à la tête, en tranches de un centimètre environ. Celles-ci divisées en de nouveaux morceaux furent fixés fragments par fragments dans les réactifs suivants :

Liquide de Flemming.

Liquide de Zenker.

Sublimé.

Liquide Boin.

Alcool absolu.

Formol au 1/10.

Les meilleurs résultats nous ont été fournis par le Flemming, le Zenker, le Sublimé et le Boin.

Les coupes fixées par le liquide de Flemming ont été colorées par la safranine, le Magenta, le Ziehl au cinquième au point de vue nucléaire. Pour le tissu conjonctif et comme coloration de fond nous avons employé le carmin d'Indigo, ainsi que diverses variétés de bleu diamine et de noirs azoïques, méthodes spéciales pour la coloration élective du collagène que M. le professeur Curtis fera connaître sous peu.

Les méthodes de coloration employées pour les fragments fixés par les autres réactifs furent :

1º Les méthodes spéciales pour le tissu conjonctif et qui sont les mêmes que celles pour l'acide osmique, plus des colorations donnant cette fois le collagène en rouge à l'aide de variétés de ponceau. La coloration nucléaire étant cette fois due à l'hématoxyline.

2º Hématoxyline Delafield. Eosine.

3º Hematoxyline Delafield : Van Gieson modifié par Hansen.

4° Hématoxyline au fer. Eosine ou Bordeaux.

Nous décrirons d'abord les lésions de la queue et du corps qui sont plus acccentuées et n'aurons que peu de choses à dire de la tête.

1° *Régions comprenant la queue et le corps du pancréas.* Celles-ci s'étendent sur une longueur de 11 centimètres, mesurée de la pointe de la partie splénique de l'organe vers la tête.

Les coupes que nous allons étudier ont été prélevées dans les régions 1, 2, 3, 4, 5, 6, qui ont été repérées sur le schéma ci-contre. Il a été fait environ 40 à 50 coupes de chaque région. Les différences qui se présentent entre ces régions, au point de vue de la nature et de la répartition des lésions sont si faibles, qu'il nous est permis de les comprendre toutes dans une même description. Les détails qui suivent s'appliquent donc indifféremment à l'une ou l'autre des sections indiquées.

Sur toutes les coupes de cette région, les parties les plus périphériques du pancréas présentent une nécrose cadavérique évidente. Nous avons donc exclu ces endroits de nos observations.

Lorsqu'on examine à un faible grossissement (oculaire 1, object. O. Verick, fig. I), toute une série de coupes, prises dans toutes les surfaces de section (1, 2, 3, 4. 5, 6), mentionnées plus haut, on est frappé de voir que le tissu glandulaire est plus morcelé qu'à l'état normal, et que sa division en lobules et lobulins paraît beaucoup plus prononcée, par suite d'un œdème interstitiel qui sépare les unes des autres les parties élémentaires de la glande. Les fissures, qui, normalement, isolent les lobules et les lobulins, ont leurs dimensions doublées et même triplées, et la plupart de ces espaces sont remplis par un exsudat finement granuleux de lymphe coagulée.

En même temps, les fibres du tissu conjonctif interlobulaire apparaissent éparpillées et fortement onduleuses, telles qu'on les voit dans l'œdème interstitiel.

Il est à noter de plus, que l'on ne trouve dans cet exsudat que quelques rares leucocytes. Cet exsudat n'est donc pas dû à un processus inflammatoire, mais à une stase passive.

Cette dissociation œdémateuse prédomine dans la queue puis s'atténue dans le corps pour disparaître presque totalement dans la tête.

Existe-t-il une sclérose interlobulaire ?

Nous n'avons rien observé véritablement qui mérite ici ce nom et qui soit comparable aux dispositions décrites par *Opie* sous le nom de sclérose interlobulaire.

Toutefois si l'on veut limiter le terme de sclérose interlobulaire aux épaississements conjonctifs qui sont en rapport direct avec les grandes voies canaliculaires et vasculaires, on peut dire que la sclérose interlobulaire existe dans le cas présent.

Il y a, en effet, autour de tous les principaux canaux et autour des vaisseaux qui cheminent dans l'intervalle des lobules un épaississement considérable de l'atmosphère conjonctive (fig. 1).

Le tissu connectif formé de gros faisceaux onduleux, tassés en gaines denses, forme une série de plaques de sclérose périvasculaires et péricanaliculaires qui constellent toute la coupe de larges étoiles, réalisant des dispositions analogues à celles bien décrites dans les scléroses hépatiques périportes. Ces plaques d'épaississement conjonctif ne se prolongent jamais bien loin, toutefois, dans les espaces périlobulaires dont beaucoup ne présentent d'autre altération que l'œdème déjà décrit.

Cette lésion scléreuse prend plus d'extension si l'on se reporte à l'intérieur du lobule (fig. 1, planche I).

Ici chaque vaisseau et chaque canalicule excréteur est, en général, entouré par une zone conjonctive, à bords très festonnés dont l'épaisseur, plus grande qu'à l'état normal, n'est pas toujours en rapport direct avec le volume du vaisseau ou du canalicule.

En certains endroits ces zones fibreuses prennent tant d'extension qu'elles s'irradient assez profondément pour segmenter en territoires secondaires le parenchyme acineux d'un lobule ou d'un lobulin.

Ainsi donc aux plaques conjonctives qui entourent les principaux canaux en succèdent de nouvelles plus petites qui constellent l'intérieur des lobules d'une série d'étoiles de sclérose plus ou moins ramifiées.

Sclérose intralobulaire.— A un plus fort grossissement, lorsque l'on compare les coupes de ce pancréas pathologique avec des coupes d'un organe normal prises dans les mêmes régions fixées et colorées par les mêmes réactifs ; on remarque immédiatement qu'il existe dans notre pancréas pathologique, de points en points, une sclérose intralobulaire et interacineuse.

Chaque acinus paraît entouré d'une membrane propre que nous avons pu colorer très fortement par nos procédés. Celle-ci est épaissie en elle-même mais irrégulièrement et par places. La grosse différence avec l'état normal, et qui saute aux yeux, consiste dans l'existence d'une sclérose interacineuse disposée en foyers multiples et disséminés dans les lobules et les lobulins.

En examinant les coupes des différentes régions on se rend compte que cette production conjonctive envahit le parenchyme glandulaire suivant 3 origines (fig. 1, pl. I).

1º Par la périphérie du lobule ;—

2º Le long des canaux excréteurs ;

3º Le long des vaisseaux.

Nous étudierons maintenant ces trois modes.

1º *Sclérose intralobulaire débutant par la périphérie du lobule.* En certains points, des faisceaux de fibres conjonctives qui semblent se détacher des travées interlobulaires, pénètrent entre les acini et s'y ramifient. Il résulte de cette disposition que les mailles du réseau conjonctif se resserrent en ces régions et finissent par

former une véritable sclérose inter et mono-acineuse
Ce qui fait que les acini sont en même temps comprimés et légèrement réduits de volume.

En effet, si nous prencns pour point de comparaison 10 numérations d'acini normaux et dix acini pathologiques pris au hasard dans les coupes, nous voyons
par les diamètres réciproques que l'atrophie est évidente
dans le pancréas lésé.

C'est ainsi que nous trouvons :

Acini normaux	Acini pathologiques	
μ	μ	
66	33	
55	55	
44	22	Ce qui fait :
55	22	
66	33	Ac. normaux, pathologiques
66	44	61,6 μ 34,1 μ
66	33	une réduction de 1/2.
55	44	
66	22	
77	33	
61,6	34,1	

Outre ces lésions scléreuses, on remarque encore
quelques modifications dues à l'extension de l'œdème
interlobulaire décrit plus haut. Celui-ci, en effet, s'étend
sur les marges des lobules et sépare légèrement les uns
des autres les acini les plus périphériques.

Sclérose d'origine canaliculaire. — A côté de cette
sclérose d'origine périphérique, il convient de ranger
maintenant les deux modes intralobulaires proprement
dits : *péricanaliculaires* et *périvasculaires*.

Si nous reprenons à un fort grossissement les plaques
péricanaliculaires et périvasculaires, nous voyons qu'elles
sont constituées de la façon suivante. En un grand
nombre de points, les gaînes conjonctives sont augmen-
tées d'épaisseur.

Voici d'ailleurs 15 numérations qui pourront être prises comme points de comparaison :

NORMAL		PATHOLOGIQUE	
Lumière	Parois	Lumière	Parois
μ	μ	μ	μ
33	22	11	22
33	12	22	16 - 22
33	11 - 26	33	18 - 20
55	33	33	22 - 33
55	22	33	33
55	44	55	55
66	66 - 77	55	44
77	44	66	55
88	44	110	220
99	44	110	154 - 187
110	55	132	120 - 150
110	88	165	99 - 120
110	77	165	110 - 130
165	110	165	132 - 165
222	110	198	143

De plus, leur pourtour externe a perdu sa limitation précise par suite de l'existence d'une série d'éperons conjonctifs qui s'en détachent. Les fibres les plus internes, sinueuses et serrées, sont dirigées concentriquement à la lumière du canalicule, tandis, qu'au contraire, celles qui occupent les régions les plus périphériques perdent en beaucoup de points cette disposition pour s'insinuer entre les acini, et contribuer ainsi à former un réseau conjonctif interacineux.

Ceci s'observe aussi bien au pourtour des gros canaux de 100 à 200 μ environ que de ceux plus petits de 10 à 100 μ.

Cette sclérose affecte une forme tout à fait spéciale, car elle est remarquable par la ténuité de ses travées.

Les fibrilles qui se détachent du pourtour des canalicules ne sont jamais nombreuses. On en compte environ quatre ou cinq. Dans les petits éperons qui bordent le pourtour des canaux ces fibrilles se dissocient très rapidement formant une sclérose pénicillée dont les ramifications s'atténuent bientôt. C'est ainsi, qu'à une faible distance des canalicules, on ne trouve, la plupart du temps, entre deux acini voisins qu'une seule fibrille ou deux séparant les membranes voisines l'une de l'autre. A côté de ces régions à sclérose très fine il est d'autres endroits où elle prend un développement beaucoup plus considérable. On voit alors des fibrilles conjonctives interacineuses non plus s'insinuer tangentiellement entre les tubes, mais les envelopper complètement et former ainsi une sclérose annulaire complète qui tend à étouffer l'élément glandulaire. Ces plaques de sclérose annulaire se rencontrent souvent mais pas d'une façon absolument constante aux points de réunion des travées venant du pourtour des canalicules, des vaisseaux et de la périphérie. Dans ces régions les acini se réduisent considérablement et ne renferment plus que trois, deux et même une cellule, de sorte que l'on aboutit ici à des aspects de sclérose monocellulaire (voir fig. 2, 3, 4, 5, pl. I).

Nous disons des aspects, car rien ne démontre, à première vue, qu'il s'agisse bien réellement d'une pénétration intra-acineuse d'un tissu conjonctif fibrillaire, tel que l'admettent *Lemoine et Lannois* (**31**). Les dispositions observées dans nos coupes répondent bien à ce que décrivent ces auteurs, on voit bien réellement des acini fragmentés et des cellules glandulaires encloses dans des anneaux de tissu interstitiel, mais l'interprétation de ces lésions est ambiguë et nous nous réservons de la discuter dans notre dernier chapitre.

Sclérose d'origine vasculaire. — Cette dernière présente une grande ressemblance avec la sclérose d'origine péricanaliculaire. Elle offre la même irradiation dans les lobules et les lobulins, la même répartition peri-acineuse et la même tendance à dissocier l'acinus en ses unités cellulaires.

Toutefois, la sclérose, et ceci paraît évident, est plus développée au contact des gros vaisseaux. En effet, il est à remarquer que tous les lobules adjacents à un vaisseau de fort calibre sont beaucoup plus sclérosés que ceux qui en sont éloignés.

De même, il semble que d'une région à une autre, par exemple de la région 1 à 5, il y ait prédominance tantôt de l'un, tantôt de l'autre mode de localisation de sclérose péricanaliculaire ou périvasculaire.

Parenchyme glandulaire. — Dans les régions où la sclérose n'est pas très développée, les cellules des acini pancréatiques paraissent normales et ne présentent d'autres altérations que celles qui sont dues à l'état cadavérique, c'est-à-dire desquamation légère et partielle. Perte en certains points des limites cellulaires par désintégration du protoplasma. La coloration nucléaire et plasmatique est conservée, du moins dans les régions centrales de l'organe, car dans les régions périphériques il existe une zone assez large où tous les acini ont subi une sorte d'auto-digestion cadavérique. Le tissu paraît alors nécrosé et reste incolorable.

Si nous nous bornons aux régions où la coloration paraît la meilleure nous devons reconnaître que les cellules acineuses présentent des altérations patholo-giques incontestables et qui sont : la dégénérescence graisseuse et l'atrophie cellulaire.

Dégénérescence graisseuse. — Sur les coupes qui furent fixées au Flemming on voit qu'un très grand nombre de cellules acineuses sont remplies plus ou moins par des gouttes de graisse, variant de la dimension d'un nucléole à celle du noyau. En maints endroits ces gouttelettes de graisse se fusionnent, remplissent la totalité de la cellule et cachent alors le noyau.

Au début la fine gouttelette fait son apparition non loin du noyau et affecte de la sorte un groupement péri-nucléaire formant alors un croissant et même un cercle complet autour de celui-ci.

Une dégénérescence graisseuse aussi intense n'atteint ordinairement que une ou deux cellules d'un acinus parfois cependant, et ceci se rencontre principalement dans les lieux où la sclérose est très développée ; toutes les cellules d'un acinus offrent une coloration noirâtre dans laquelle il n'est plus possible de déceler la trace du noyau. Tout le groupe acinique n'est plus qu'un amas graisseux.

On trouve également quelques gouttelettes de graisse dans les épithéliums des canaux excréteurs, mais celles-ci peu abondantes et localisées aux canalicules de petit calibre.

Dans les régions où la sclérose semble affecter le type monocellulaire (réserve faite de l'interprétation, voir discussion générale), les cellules glandulaires se mon-trent notablement atrophiées.

Il convient de noter encore une diminution très accentuée de la fréquence des cellules centro-acineuses. Celles-ci n'existent plus qu'en de rares points où les acini épargnés par la sclérose ont encore un développement normal. Dans toutes les autres régions elles ont totale-ment disparu.

Ilots de Langerhans. — En examinant les coupes des régions 1, 2, 3, 4, 5, 6, comprenant la queue et le corps du pancréas on s'aperçoit que les îlots de Langerhans sont moins nombreux qu'à l'état normal.

Nous avons d'ailleurs, pour nous convaincre, fait les numérations suivantes. Celles-ci furent établies en plaçant dans un oculaire 3, un verre grillagé dont les carrés (l'objectif étant un BB. Zeiss), avaient 47 centièmes de millimètre de côté. Ceci fait par carré une superficie de 47 × 47 = 2209 centièmes de millimètre carré [1].

Nous avons compté en prenant toujours dans nos coupes des bandes perpendiculaires les unes aux autres. Toutes ces numérations furent établies et comparées sur des coupes prises en série.

Région 1. — Sur 44 numérations pratiquées, ainsi que nous le décrivons, nous avons rencontré 8 îlots. Ce qui fait que ces 8 îlots sont compris dans une superficie de 44 fois 2209 centièmes de millimètre carré ou dans 9 millimètres carrés 71.96 centièmes de millimètre carré. Ce qui donne, *par millimètre carré*

$$\frac{8}{9.7196} = 0{,}82 \text{ centièmes d'îlot.}$$

Région 2 et 3. — Sur 50 numérations, nous relevons dans ces deux régions la présence de 8 îlots. Ce qui fait 8 par 50 × 2209 centièmes de millimètre carré, et *par millimètre carré.*

$$\frac{8}{50 \times 2209} = 0{,}72 \text{ centièmes d'îlot.}$$

par millimètre carré et pour chaque région 2 et 3.

Région 4. — Sur 66 numérations, nous avons trouvé 10 îlots, ce qui fait 10 îlots pour une superficie pancréatique de 2209 × 66 et *par millimètre carré.*

$$\frac{10}{2209 \times 66} = 0{,}68 \text{ centièmes d'îlot.}$$

Région 5. — Sur 50 numérations on rencontre 6 îlots, ce qui fait 6 îlots pour une surface de 2209 × 50 et *par millimètre carré.*

$$\frac{6}{2209 \times 50} = 0{,}54 \text{ centièmes d'îlot.}$$

Région 6. — Sur 50 numérations, nous constatons la

[1]. Cet appareil nous avait été gracieusement offert par M. le professeur Laguesse qui en donne d'ailleurs la description dans sa communication à la Société de Biologie. Mars 1905.

présence de 5 îlots, dont 1 douteux, vu sa grande segmentation, mais que nous comptons cependant. Ce qui
fait 5 îlots pour une superficie de 50 × 2209 et *par millimètre carré*.

$$\frac{5}{2209 \times 50} = 0,45 \text{ centièmes d'îlot.}$$

Ce qui fait pour la totalité de ces régions une
moyenne de 0,65 au lieu de 1, d'où une diminution
de près de 50 % du nombre des îlots [1].

Mensurations des diamètres des îlots. — Nous avons
tenu également à rechercher la taille approximative des
îlots. Pour cela nous avons relevé les diamètres maxima
perpendiculaires d'un même îlot, suivi dans différentes
coupes en série où les îlots étaient repérés et en établissant une moyenne d'après ces données

Dans chaque région de la queue et du corps nous
avons vu que les plus nombreux sont ceux qui présentaient un diamètre moyen, c'est-à-dire entre 100 μ et
200 μ. Viennent ensuite, par ordre de fréquence, ceux de
petites dimensions, c'est-à-dire au-dessous de 100 μ.
Enfin, très rares sont ceux atteignant la taille de 300 μ
et au-dessus. Ce qui s'écarte peu des données normales.

Pour chaque îlot nous donnons la moyenne des deux
plus grands diamètres pris dans le sens perpendiculaire
l'un à l'autre.

[1]. Voir à cet effet les numérations de M. le Professeur Laguesse.
Note à la Société de Biologie, 1905, Mars.
En effet, la diminution du nombre des îlots s'accuse dans
notre cas d'une manière évidente. En comparant nos moyennes à
celles données par M. Laguesse (**64**) dans les pancréas normaux,
nous trouvons à l'état normal par millimètre carré 0,97 d'îlot en
exceptant les formes douteuses et 1.106 avec celles-ci. Ce qui fait
une diminution de 0,97 — 0,65 = 0,32 ou 1.106 — 0,65 = 0,456. Si
nous comparons ensuite les chiffres normaux à ceux que nous
signalons pour la tête (page 95), nous avons à l'état normal par
millimètre carré 0,89 (sans formes douteuses) et 1.005 (avec formes
douteuses), ce qui fait que (notre moyenne pathologique pour la
tête étant de 0,315) la diminution en notre cas est de 0,575 (formes
douteuses exceptées) ou de 0,69 (formes douteuses comprises).
Si maintenant nous établissons une moyenne totale pour l'organe,
nous avons par comparaison avec l'état normal une diminution
de 0,48 (formes douteuses exceptées) ou de 0,607 (formes douteuses
comprises).

Région 1. — Sur les huit îlots que nous avions relevés en faisant le pourcentage par millimètre carré, nous trouvons les deux diamètres perpendiculaires suivants :

$$1\ \frac{111\ \mu}{99\ \mu} \qquad 5\ \frac{199\ \mu}{110\ \mu}$$

$$2\ \frac{66\ \mu}{66\ \mu} \qquad 6\ \frac{330\ \mu}{132\ \mu}$$

$$3\ \frac{177\ \mu}{88\ \mu} \qquad 7\ \frac{55\ \mu}{55\ \mu}$$

$$4\ \frac{166\ \mu}{55\ \mu} \qquad 8\ \frac{144\ \mu}{77\ \mu}$$

Région 2. — Nous avons 8 îlots dont les diamètres sont :

$$1\ \frac{165\ \mu}{143\ \mu} \qquad 5\ \frac{99\ \mu}{55\ \mu}$$

$$2\ \frac{132\ \mu}{99\ \mu} \qquad 6\ \frac{110\ \mu}{110\ \mu}$$

$$3\ \frac{269\ \mu\ 5}{203\ \mu\ 5} \qquad 7\ \frac{132\ \mu}{77\ \mu}$$

$$4\ \frac{122\ \mu}{110\ \mu} \qquad 8\ \frac{99\ \mu}{66\ \mu}$$

Région 3. — 8 îlots, dont les diamètres perpendiculaires sont :

$$1\ \frac{110\ \mu}{110\ \mu} \qquad 5\ \frac{154\ \mu}{77\ \mu}$$

$$2\ \frac{110\ \mu}{88\ \mu} \qquad 6\ \frac{110\ \mu}{99\ \mu}$$

$$3\ \frac{77\ \mu}{66\ \mu} \qquad 7\ \frac{165\ \mu}{88\ \mu}$$

$$4\ \frac{176\ \mu}{165\ \mu} \qquad 8\ \frac{121\ \mu}{55\ \mu}$$

Région 4. — 10 îlots dont les diamètres sont :

1 $\dfrac{42\ \mu}{55\ \mu}$ 6 $\dfrac{110\ \mu}{44\ \mu}$

2 $\dfrac{277\ \mu}{77\ \mu}$ 7 $\dfrac{165\ \mu}{77\ \mu}$

3 $\dfrac{110\ \mu}{33\ \mu}$ 8 $\dfrac{55\ \mu}{44\ \mu}$

4 $\dfrac{110\ \mu}{55\ \mu}$ 9 $\dfrac{132\ \mu}{110\ \mu}$

5 $\dfrac{166\ \mu}{143\ \mu}$ 10 $\dfrac{77\ \mu}{66\ \mu}$

Région 5. — 6 îlots dont les diamètres ont comme dimension :

1 $\dfrac{166\ \mu}{99\ \mu}$ 4 $\dfrac{55\ \mu}{55\ \mu}$

2 $\dfrac{111\ \mu}{77\ \mu}$ 5 $\dfrac{44\ \mu}{44\ \mu}$

3 $\dfrac{99\ \mu}{88\ \mu}$ 6 $\dfrac{88\ \mu}{66\ \mu}$

Région 6. — 5 îlots qui présentent comme diamètre :

1 $\dfrac{188\ \mu}{88\ \mu}$ 4 $\dfrac{110\ \mu}{99\ \mu}$

2 $\dfrac{66\ \mu}{55\ \mu}$ 5 $\dfrac{133\ \mu}{110\ \mu}$

3 $\dfrac{55\ \mu}{55\ \mu}$

Il faut encore signaler un fait au sujet de la répartition des îlots. Ceux-ci, en effet, ne se rencontrent relativement bien développés que dans les endroits où la sclérose interacineuse n'a pris que très peu d'extension. Au contraire, partout où le tissu conjonctif inter-

acineux est développé il devient impossible, même à
un fort grossissement et sur des coupes sériées, de rencontrer des éléments pouvant faire songer à des organites de Langerhans.

Ces différentes considérations étant émises , il
convient maintenant d'étudier les altérations subies par
les îlots.

Lorsqu'on examine un certain nombre d'entre eux,
on peut voir qu'il existe entre les acini voisins et le tissu
propre de l'organite de Langerhans, une formation
conjonctive beaucoup plus visible qu'à l'état normal.

Tandis qu'à l'état normal la limite des îlots n'est
formée que par la réunion des membranes basales des
acini limitrophes, nous voyons au contraire, dans le cas
présent, le tissu insulaire séparé du parenchyme
exocrine par des petits faisceaux ou des nappes de
fibrilles conjonctives très ténues. Celles-ci se développent
dans la substance amorphe même des membranes limitantes aciniques, ainsi que dans la mince gaîne amorphe
qui accompagne les capillaires dans l'îlot. Sur des coupes
où les membranes limitantes sont vues légèrement de
champ, on se rend parfaitement compte que c'est au
sein de celles-ci, moins colorées d'ailleurs, qu'ondulent
les fines fibrilles néoformées.

Il résulte de ceci, que l'îlot semble entouré d'une
sorte de capsule plus épaisse en certains points, suivant
que le développement des fibrilles est plus ou moins
abondant. Les mensurations de cette enveloppe conjonctive donnent sur des îlots diversement atteints une
épaisseur de 3 μ, 7 μ, 8 μ, 15 μ, et même 36 μ (fig. 6, 7, 8).
De la surface externe de cette coque conjonctive, par-
tent toute une série de systèmes de faisceaux de fibrilles
qui s'insinuent entre les acini glandulaires, et vont se
confondre avec la sclérose péri-acineuse. C'est ainsi,
qu'au pourtour de l'îlot, on voit des acini pancréatiques

englobés dans des mailles de plus en plus étroites et finissant même par ne plus laisser comme dernier vestige de leur présence que quelques cellules accolées en files de 2 ou 3 entre les fibrilles conjonctives. Ceci se voit surtout dans les régions où existe un développement considérable de la capsule.

De la face interne de celle-ci partent également des prolongements fibreux qui s'enfoncent dans l'intérieur de l'îlot. Ceux-ci peu importants, par eux-mêmes, viendront se réunir aux traînées conjonctives péri-vasculaires que nous allons étudier maintenant (fig. 6, 7, 8).

A un moyen et mieux encore à un fort grossissement les vaisseaux capillaires qui irriguent les îlots de Langerhans apparaissent avec une paroi épaissie :

C'est dans la membrane amorphe périvasculaire que se développent des fibrilles qui, suivant le degré d'intensité de la lésion, peuvent être rares ou former en certains cas une véritable gaîne conjonctive complète autour du capillaire. Dans ce dernier cas le vaisseau paraît pénétrer, en compagnie d'une véritable travée de sclérose, dans l'intérieur de l'îlot.

Cette gaîne conjonctive périvasculaire suivant les hasards de la coupe se montrera en long ou en travers, c'est-à-dire sous forme d'une traînée ou d'une plaque à lumière capillaire centrale. On pourra même rencontrer des aspects d'anses provenant des coupes obliques. Dans certains îlots la lumière du capillaire est minime par rapport à la travée conjonctive qui le renferme, et c'est ainsi que dans certains îlots, des lumières de capillaires d'un diamètre de 5 μ 7, permettant à peine le passage d'une hématie, sont entourées par des parois conjonctives atteignant un développement de 7 à 8 μ.

De ce système de gaînes périvasculaires se détachent des trabécules conjonctives qui, rayonnant en tous sens, rejoignent la capsule et segmentent l'îlot en départements plus petits (figure 6, 7, 8).

Si l'on suit, dans un certain nombre de coupes, un îlot ainsi atteint par la sclérose, on peut voir qu'il ne tarde pas à se morceler, et se diviser en logettes successives qu'il serait difficile de reconnaître si l'on avait eu soin de repérer les coupes.

A ce stade d'altération il serait absolument impossible de reconnaître un îlot à l'examen d'une seule coupe et l'on ne peut affirmer son existence si on ne l'a pas suivi, coupe par coupe, dans son évolution conjonctive.

Ce morcellement scléreux des îlots de Langerhans apparaît nettement pathologique. Si l'on se reporte aux images données par un pancréas normal on peut évidemment trouver dans cet organe des îlots divisés en 2 et même 3 parties par le capillaire principal, qui se bifurque en Y grec. Mais celui-ci n'est jamais accompagné d'un système fibrillaire. De plus il est à noter que ces dispositions à l'état normal ne s'observent que sur des îlots de grande taille, atteignant le plus souvent 320 μ de diamètre et que d'autre part ces divisions ne dépassant guère le degré que nous venons de signaler, c'est-à-dire la division incomplète en 3 segments.

Jamais dans l'îlot sain on ne relate pareil morcellement en segments si nombreux et de si petites dimensions que ceux que nous venons de décrire dans le pancréas pathologique.

Ces constatations ont été faites par comparaison avec un assez grand nombre de coupes de pancréas sain.

Aux lésions vasculaires, il convient d'ajouter les lésions des cellules qui entrent dans la constitution de l'îlot.

La plupart des cellules apparaissent formées d'un noyau à peine entouré par une mince couronne protoplasmique. Cet aspect les différencie immédiatement

des cellules acineuses qui ont conservé leur forme cylindrique et dont le protoplasma est bien développé.
De plus, ce qui reste du protoplasma est déchiqueté,
dissocié, dentelé, sans limite précise.Il résulte de là, que
les cellules paraissent comme dissociées et ne forment
plus, comme à l'état normal, des masses cohérentes.

Il n'est pas rare également de voir plusieurs cellules
accolées et confondues en une masse amorphe, dans
laquelle se trouvent des noyaux de volumes variables.

En général, il existe constamment dans l'îlot, un
certain nombre de cellules pourvues de noyaux beaucoup plus volumineux qu'à l'état normal.

Cette hypertrophie nucléaire ne s'observant pas dans
les cellules des acini, suffit à elle seule pour permettre
de déceler des vestiges d'îlots dans les points où ils sont
les plus méconnaissables.

Un autre point important réside en ce fait, que la
presque totalité des cellules des îlots est altérée par la
dégénérescence graisseuse et parfois même, par de la
dégénérescence hyaline.

En effet, sur des coupes fixées au Flemming, on
peut voir que toutes les cellules sont remplies d'une
infinité de très fines gouttelettes de graisse, tantôt isolées, tantôt fusionnées comme nous l'avons décrit pour
les cellules acineuses et arrivant également à masquer
le noyau.

Cette lésion n'apparaît pas seulement sur des coupes
prises au hasard, mais est généralisée à toute la région
de la queue qui fut fixée au Flemming. Nous n'ignorons
pas que la présence de la graisse a été signalée à l'état
normal, mais jamais, croyons-nous, avec l'abondance
que nous observons ici. De plus, il nous fut permis de
constater les dispositions graisseuses en anneau décrites
par Stangl sous le nom de Ringformen.

L'examen des îlots dans les régions 1, 2, 3, 4 et 6,

nous a permis de retrouver une dégénérescence hyaline analogue à celle qu'a décrite Opie.

A un grossissement moyen on peut voir, en effet, que tout un îlot est parsemé d'une infinité de productions amorphes ayant perdu tout caractère cellulaire et se présentant accolées aux parois des capillaires formant alors avec eux des traînées allongées, des anses ou des cylindres coupés transversalement. Tantôt ces masses sont encore appendues à la capsule, tantôt disséminées en des points quelconques de l'îlot (fig. 9).

Ces petits blocs hyalins (fig. 7 et 8) présentent, en général, un aspect homogène dans lequel on ne reconnaît aucune limite cellulaire ; d'autres fois ils paraissent se décomposer en parties élémentaires et semblent bien formés par la coalescence de cellules devenues hyalines et soudées les unes aux autres. Cet aspect est surtout évident sur certaines grosses agglomérations qui peuvent remplir le tiers ou le quart d'un îlot. Ils prennent alors une apparence mûriforme à contours lobulés et dentelés et laissent voir à leur intérieur des traces de noyaux incolores formant une série de taches blanches entourées par une zone de protoplasme qui se colore assez fortement encore par la fuchsine acide.

Cette masse, dans son ensemble, paraît alors parcourue d'un réseau (tel que nous le reproduisons dans la figure 8) où il est nettement évident que c'est le protoplasma cellulaire qui a subi la transformation hyaline tandis que les noyaux incolores paraissent frappés de nécrose.

Beaucoup plus fréquente est la dégénérescence hyaline péricapillaire.

C'est elle qui forme principalement les gros blocs irréguliers disséminés tels que nous le représentons dans la figure 9.

Celle-ci reproduit presqu'identiquement les dispositions dessinées par Opie dans une des planches de son second mémoire.

Ces blocs, en effet, sont tantôt appendus à la paroi d'un capillaire, tantôt forment une véritable gaine laissant dans sa partie centrale, voir une lumière vasculaire occupée par une ou deux hématies. Parfois ces formations hyalines sont coupées parallèlement au trajet vasculaire et forment alors de grandes nappes ansiformes disséminées dans l'intérieur de l'îlot.

Région de la Tête

Comme nous l'avons indiqué au début de l'étude histologique nous mentionnons seulement ici les quelques différences que nous avons constatées tant du côté du tissu interstitiel que du côté du parenchyme glandulaire et des îlots.

Le pancréas est mieux conservé que dans les régions du corps et de la queue, et l'on ne constate pas de zone de nécrose à la périphérie de l'organe.

L'œdème interstitiel, beaucoup moins étendu que dans les coupes de la queue et du corps, ne siège plus qu'en de rares endroits très localisés autour de quelques vaisseaux extra-lobulaires ayant au moins une lumière de 150 µ de diamètre.

Il ne diffuse jamais très loin dans les espaces interlobulaires et ne se rencontre pas entre les lobulins.

Sclérose Interacineuse. — La sclérose interacineuse affecte encore les trois modes d'origines et de répartitions décrits précédemment.

Toutefois, elle est beaucoup moins généralisée que dans les deux autres régions. On doit reconnaître qu'elle est plus répartie en des petits foyers localisés à la périphérie du lobule, le long des vaisseaux ou des canaux excréteurs. Cette dissémination des foyers de sclérose les rend même ici plus évidents, parce qu'ils alternent avec des régions presque normales et forment ainsi avec eux un contraste frappant.

Les canaux excréteurs et les vaisseaux ont presque tous leurs parois hypertrophiées. Ils restent par leur surface externe en continuité plus ou moins intime avec le tissu de sclérose, ce qui diminue la netteté de leurs limites.

Parenchyme glandulaire. — La dégénérescence graisseuse des cellules existe encore ici, et se reconnaît, même là où la graisse est dissoute, à l'existence de nombreuses vésicules claires intracellulaires. Les cellules centro-acineuses sont ici beaucoup plus nombreuses que dans les autres régions, car la sclérose étant beaucoup moins développée, les acini sont presque de dimensions normales.

Ilots de Langerhans. — *Région 7.* — Sur 50 numérations faites d'après le procédé décrit plus haut nous rencontrons 3 îlots, ce qui donne par millimètre carré

$$\frac{3}{2209 \times 50} = 0,27 \text{ centièmes d'îlots.}$$

Région 8. — Sur 50 numérations, nous constatons 4 îlots.

D'où on a par millimètre carré :

$$\frac{4}{2209 \times 50} = 0,36 \text{ centièmes d'îlots.}$$

Ce qui fait pour la tête une moyenne de 0,31,5 par $\frac{m}{m}$ carré.

Il en résulte donc une diminution d'environ des $\frac{2}{3}$ en comparaison avec le nombre normal.

Leurs dimensions données par les deux plus grands diamètres perpendiculaires sont :

Région 7 :

$$\frac{110\,\mu}{154\,\mu} \quad \frac{165\,\mu}{187\,\mu} \quad \frac{77\,\mu}{99\,n}$$

Région 8 :

$$\frac{55\ \mu}{66\ \mu} \quad \frac{88\ \mu}{121\ \mu} \quad \frac{99\ \mu}{143\ \mu} \quad \frac{77\ \mu}{99\ \mu}$$

Là encore les îlots ne se rencontrent que dans les régions où la sclérose n'est pas développée et tous présentent des altérations scléreuses et épithéliales moins avancées que dans les régions de la queue et du corps.

Nous n'avons pas constaté de dégénérescence hyaline.

Les formes de transitions « Deconstructions et reconstitutions » sont très rares et toujours peu développées.

REINS.

Fixation $\Big\{$ Zenker.
Formol 1/10.

Alcool absolu pour la recherche du Glycogène.
Coloration.
Hématoxyline. Delafield. Violet. 4 R.S.

Hansen.

L'examen au faible grossissement n'offre rien de particulier. Il n'y a aucune prolifération du tissu conjonctif pas plus dans l'écorce que dans la pyramide. La couche corticale, comme nous l'avons vu à l'examen macroscopique, a une épaisseur normale, les glomérules ne paraissent pas altérés.

Ecorce. — Lorsque l'on examine l'écorce à un plus fort grossissement on est immédiatement frappé par les lésions qui siègent du côté de l'épithélium des tubes contournés. Celles-ci ont pris une telle extension par rapport à celles des autres tubes que l'on peut dire que l'altération rénale siège presqu'en totalité sur les tubuli contorti.

Elle peut d'ailleurs se résumer en deux ordres.

1º Perte des limites cellulaires.

2º Décomposition et effritement du protoplasma des cellules.

Les cellules des tubes contournés ont perdu en effet

toute individualité, il est impossible de retrouver aucune limite soit entre deux cellules juxtaposées, soit un contour exact du côté de la lumière glandulaire. Encore adhérentes par places à la membrane basale du tube, ou desquamées à l'intérieur de la cavité des tubuli, elles ne sont plus constituées que par un amas de protoplasme trouble s'éloignant de plus en plus de la forme cylindrique primitive.

Les cellules des tubuli contorti du côté de la lumière glandulaire présentent un contour crénelé déchiqueté et tellement fragmenté qu'il est parfois impossible de délimiter la limite de leur protoplasma. Celui-ci en effet dans ces régions se dissocie en petites parcelles finement granuleuses, s'effrite en une véritable traînée poussièreuse qui peu à peu se confond avec les débris semblables des cellules voisines et se perd ensuite dans la cavité tubulaire. Là cette matière pulvérulente s'agglomère où s'étend dans toute la lumière glandulaire, mais reste en contact avec les cellules. Ce qui fait qu'il devient alors impossible de limiter exactement ce qui appartient à telle ou telle cellule voisine. Il y a alors une véritable désintégration granuleuse, une *plasmolyse* des éléments qui à l'état normal tapissent les tubes contournés.

Dans toutes ces régions il faut noter une diminution considérable du nombre des noyaux qui, même dans certains tubes (ceci est assez fréquent), arrivent complètement à disparaître. Dans d'autres tubes on peut parfois déceler encore quelques vestiges nucléaires, mais ceux-ci restent peu colorables et peu nets.

Ces lésions répondent à ce que les auteurs ont décrit sous le nom de nécrose diabétique des épithéliums.

En d'autres points mais moins nombreux on trouve de la tuméfaction trouble et de la desquamation épithéliale, ainsi que l'altération décrite sous le nom d'excrétion de boules sarcodiques

Les tubes de la pyramide de Ferrein ne présentent pas de lésion spéciale si ce n'est une légère desquamation épithéliale.

Les glomérules et les vaisseaux sont normaux. On ne constate en aucun point d'augmentation du tissu conjonctif.

Pyramide. — Les éléments de la pyramide sont beaucoup mieux conservés. L'épithélium des tubes excréteurs de Bellini est en majorité adhérent à la membrane basale. Par places cependant existe une légère desquamation.

Il n'y a nulle part de trace de nécrose cellulaire. Pas de cylindres épithéliaux, ou colloïdes.

Les vasa-recta sont normaux, le tissu conjonctif est tout à fait normal.

La recherche du glycogène fut entièrement négative, nous nous étions cependant servi pour cette réaction de pièces fixées dans l'alcool absolu et incluses à la celloïdine et nous avions traité les coupes par les procédés suivants :

1º Gomme iodée.

2º Réaction de Lubarch.

C'est-à-dire :

Hématoxyline Delafield non exposée
aux rayons du soleil . . . 2 parties.
Solution de Lugol . . . . . 2 parties.
Eau distillée . . . . . . 1 partie.

Foie

La première lésion que l'on remarque est le remaniement des trabécules hépatiques et la disparition de la disposition lobulaire normale. Ces modifications sont dues à des altérations de stases, caractéristiques du foie cardiaque. (Dilatation capillaire, réplétion sanguine, dissociation des trabécules hépatiques) sans que toutefois la lésion aille jusqu'à l'atrophie cellulaire.

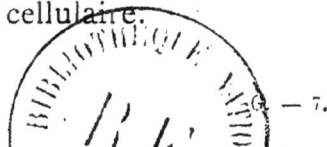

Aucune sclérose péri-portale et péri-sushépatique.
Les cellules hépatiques sont de plus atteintes de dégénérescence graisseuse. Celle-ci est disséminée dans toute la
surface du lobule avec prédominance toutefois au
niveau de la veine sus-hépatique et des espaces portes.

Il faut encore signaler quelques lésions tuberculeuses. Ce sont tantôt des tubercules nettement constitués avec cellules géantes et dont le centre est en voie de
caséification. Tantôt au contraire ce sont des petits
follicules lymphoïdes disséminés à la surface des coupes.

Pas de pigmentation biliaire ou d'origine hématique.
La recherche du glycogène fut négative.

Rate. — La rate est le siège de follicules tuberculeux
solitaires ou agglomérés à cellules géantes. Ceux-ci sont
développés indifféremment dans la pulpe ou au niveau
des corpuscules de Malpighi.

Dans les endroits indemmes de production tuberculeuses la rate est normale.

GANGLION SEMI-LUNAIRE. — Les coupes pratiquées
dans les ganglions semi-lunaires n'offrent rien de particulier à relater. Tous deux ont un aspect normal.

OBSERVATION II

Recueillie dans le service de M. le Professeur Combemale
(pendant notre internat 1904) (1)

D... Marie, 73 ans, veuve, est amenée le 23 décembre
1904, parce qu'elle est dans le coma depuis 8 jours.

Il est impossible d'avoir aucun renseigement complé-
mentaire. Toutefois, en examinant la malade, nous
remarquons tout d'abord qu'elle est d'assez forte corpu-
lence et qu'elle dégage une odeur analogue à celle du
chloroforme.

(1) Nous prions M. le Professeur Combemale d'agréer à cet effet
l'expression de notre respectueuse gratitude.

De temps en temps, elle bouge, fait quelques mouvements, remue les membres supérieurs, puis les membres inférieurs, ouvre les yeux, fléchit la tête, et ceci d'une façon absolument spontanée. D'ailleurs, il n'existe aucune paralysie, pas plus du côté de la face que du reste du corps.

Aucune déviation des yeux, aucune modification des traits du visage, aucune déviation de la langue ou du voile du palais.

La peau sèche est recouverte d'une abondante desquamation furfuracée. De place en place, elle est parsemée d'éruptions acnéiformes.

La respiration est profonde, nullement saccadée, on compte 30 inspirations par minutes. Cependant, revenant après des intervalles de temps assez longs, il y a de courts moments où le rythme respiratoire s'altère et prend le type décrit par Cheyne-Stockes.

Le pouls, petit et peu frappé, donne 110 à 120 pulsations à la minute. La température à 3 heures de l'après-midi est de 37°8, à 6 h. du soir de 38°2.

Auscultation. — On rencontre de la matité aux deux bases des poumons. En ces mêmes régions apparaît une pluie de sibilants quand on ausculte. Le reste des poumons, tant à droite qu'à gauche d'où partent quelques rares râles muqueux disséminés, ne présente rien de particulier.

Le cœur est sourd, sans que sa matité soit augmentée, et ne présente aucun faux pas, ni aucun souffle.

Appareil digestif. — La langue est sèche et blanchâtre.

Les dents manquent presque totalement, celles qui restent sont cariées.

L'estomac, à la percussion, ne paraît pas dilaté.

Foie. — La matité du foie à la percussion est augmentée. A la partie supérieure, elle se rencontre au niveau

de la 6e côte et déborde d'un à 2 travers de doigt au
niveau du rebord des fausses côtes, particulièrement
dans le creux épigastrique. La palpation abdominale
paraît provoquer de la douleur. Il n'y a cependant aucune
trace d'ictère.

Rate. — La percussion ne donne rien de net.

Appareil urinaire. — A la percussion abdominale,
ayant constaté de la matité prévésicale, nous fîmes un
cathétérisme de la vessie qui nous permit de retirer
environ 800 cent. cubes d'une urine légérement rougeâtre, qui, analysée, nous donna les résultats suivants :

$$\text{Par litre :} \quad \begin{array}{lll} \text{Albumine.} & . & 0,75 \text{ centigr.} \\ \text{Sucre.} & . = & 33 \text{ grammes.} \\ \text{Urée .} & . = & 10 \quad — \\ \text{Phosphates} & = & 1 \text{ gr. } 75. \end{array}$$

On constate de légères traces de pigments biliaires,
par la réaction de Gmelin.

Bien que la malade exhalât une odeur analogue au
chloroforme, il fut impossible de retrouver de l'acétone
dans les urines.

Système nerveux. — Nous avons déjà mentionné qu'il
n'existait aucune trace de paralysie.

La sensibilité est très affaiblie aussi bien à la piqûre,
qu'au froid ou qu'au chaud.

La recherche des réflexes donne des résultats négatifs :

$$\begin{array}{lll} \text{Réflexes plantairs} & \ldots\ldots & \text{abolis.} \\ \text{«} \quad \text{rotuliens} & \ldots\ldots & \text{abolis.} \\ \text{«} \quad \text{cornéens} & \ldots\ldots & \text{abolis.} \\ \text{«} \quad \text{pupillaires} & \ldots\ldots & \text{très diminués.} \\ \text{«} \quad \text{pharyngé} & \ldots\ldots & \text{aboli.} \end{array}$$

A noter également une légère incontinence d'urine
mais qu'il faut sans doute mettre sur le compte de la
réplétion considérable de la vessie.

La malade meurt vers deux heures du matin, le 24 décembre, sans avoir repris connaissance.

Autopsie faite 30 heures après la mort, le 25 décembre.

Le cadavre est relativement gras et ne porte aucune cicatrice cutanée ni de déformations squelettiques. A l'incision de l'abdomen on constate une surcharge graisseuse très accusée tant du côté de la paroi abdominale que dans l'épiploon.

Le foie déborde les fausses côtes de deux doigts ainsi qu'au niveau de l'échancrure xyphoïdienne.

Cavité thoracique. — Les *poumons* sont de couleur et de consistance normales, il n'existe aucune trace de tuberculose. Il faut noter seulement de la congestion hypostatique des bases. Toutefois la docimasie montre que ces lobes inférieurs, où l'on constate des foyers d'induration aiguë, sauf en quelques points très limités des bases et particulièrement à droite, flottent tout comme les régions supérieures.

Le *cœur* est normal et ne porte pas trace de surcharge graisseuse, le ventricule gauche est vide, sa paroi a 18 millimètres d'épaisseur. Rien à la mitrale. Le ventricule droit, dont la paroi mesure 7 millimètres d'épaisseur, contient quelques caillots cruoriques peu développés; rien à la tricuspide ni à la pulmonaire.

Aorte. — Les valvules sigmoïdes sont normales. La crosse est parsemée de petites plaques d'athéromes saillantes et jaunâtres.

Cet athérome devient beaucoup plus manifeste quand on examine l'aorte abdominale. Celle-ci, sur une distance de 10 centimètres environ, en remontant de la bifurcation des iliaques primitives, est le siège d'une dégénérescence athéromateuse extrêmement développée. On y rencontre des plaques calcaires intriquées les unes sur les autres, ainsi que des productions cartilagineuses et même osseuses. En cet endroit la lumière de l'aorte dilatée admettait une pièce de 50 centimes.

Reins. — Les reins sont assez. volumineux : rein gauche, poids : 195 gr. ; rein droit, 200 gr. ·Rouges ; par places jaunâtres.

En d'autres points ils présentent macroscopiquement l'aspect de gros rein blanc.

Rein gauche. — *Coupe.* —. La face antérieure est le siège d'un petit kyste de la grosseur d'un pois.

La substance corticale mesure comme épaisseur entre 10 et 12 millimètres.

Les pyramides paraissent déroulées et étalées. Cette disposition tient à une grande surcharge graisseuse qui siège et s'enfonce dans l'intérieur du hile.

La capsule se détache facilement.

Rein droit. — La lobulation est plus marquée que dans le rein gauche, mais il n'y a ni cicatrice fibreuse ni kyste.

La couche corticale mesure entre 8 et 13 millimètres.

La capsule se décortique facilement.

Les pyramides sont moins étalées, la graisse au niveau du hile moins abondante.

Tube digestif. — Œsophage, estomac, intestins, rien de particulier, pas d'ulcérations visibles, microscopiquement.

Pas de suffusions sanguines.

Appendice normal.

Les matières fécales ont leur coloration normale.

Foie. — Le foie est jaunâtre et mou. Poids 1620 gr.

A la partie médiane de la face antérieure du lobe droit se trouve un abcès de deux centimètres de diamètre qui vient affleurer sous la capsule.

Une coupe pratiquée à ce niveau laisse couler un pus crémeux jaune verdâtre.

La vésicule renferme de la bile normale et quelques calculs de petite taille. Les canaux cystique, hépatique, cholédoque, sont perméables et laissent voir par places une légère suffusion sanguine. Il n'existe aucune ulcération.

A la coupe, le parenchyme hépatique décoloré est atteint de dégénérescence graisseuse et aucune lésion fibreuse n'est perceptible macroscopiquement.

Rate. — Hypertrophie légère. Consistance molle. Couleur normale.

Pancréas

Cet organe est enfoui au milieu d'une masse graisseuse très développée qui paraît se confondre avec lui.

Son poids est de 90 gr.

Sa longueur totale est de 28 cent.

Sa largeur prise verticalement est de 3 à 4 centimètres au niveau de la queue et du corps ; de 8 centimètres à la tête.

Le pancréas a l'aspect d'un long ruban aplati, de coloration jaunâtre et graisseuse sauf en quelques points très limités où il offre une teinte rougeâtre.

La consistance est ferme. La lobulation peu marquée est uniforme, on ne voit aucune trace de dilatation kystique à l'œil nu.

Le canal de Wirsung ne contient aucun calcul, mais il est comblé par un véritable magma muqueux.

A la coupe on est frappé par l'énorme envahissement de la graisse, qui parfois s'est presque totalement substituée au parenchyme pancréatique.

Tout le pancréas est entouré par une véritable sphère graisseuse si bien que dans certains points il ne reste plus que le 1/3 du tissu propre. Cet envahissement est surtout évident au niveau de la tête, où il n'existe pour ainsi dire qu'une très légère bande d'éléments acineux, le reste étant occupé par de la graisse.

Les canaux excréteurs sont béants, rigides. La mésen-

térique (voir schéma) est atteinte d'athérome très
avancé et forme un véritable cordon calcifié.

Cerveau. — A l'ouverture du crâne on constate une
augmentation assez notable du liquide céphalo-rachi-
dien. Pas de lésions méningées. Pas de lésions en foyers.
Toutes les artères de la base (Basilaire, Cérébelleuses,
Hexagone de Willis, Sylviennes sont parsemées de petites
plaques athéromateuses.

Les coupes macroscopiques ne révèlent aucune lésion
bulbaire cérébelleuse ou cérébrale.

PANCRÉAS

Examen microscopique. — L'organe fut fixé par petits
fragments dans les réactifs suivants :

Liquide de Flemming.
Zenker.
Alcool absolu.
Formol.
Sublimé Picriqué.

Liquide de Orth. $\begin{cases} \text{Muller : 100 parties.} \\ \text{Formol : 10 parties.} \end{cases}$

Tous ces réactifs et principalement le Flemming, le
Zenker et le liquide de Orth, nous ont donné de bons
résultats.

Les colorants furent :

Hématoxyline Delafield et Hansen ou Violet 4 R. S.,
ainsi que des variétés de Ponceau.

La Safranine Babes et Carmin d'Indigo picriqué.
Rouge Magenta et Safranine, solution modifiée par M.
le Professeur Curtis et Bleus azoïques, colorants spé-
ciaux et électifs du tissu conjonctif. Les morceaux
étudiés ont été repérés sur le schéma suivant.

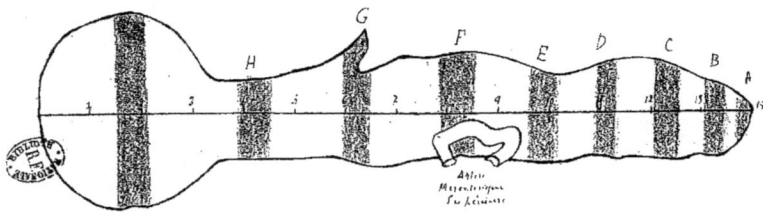

PANCRÉAS II (Demi grandeur nature). Schéma indiquant la forme de l'organe.
(L'échelle centrale de 1 à 14 indique la moitié de la longueur normale en centimètres)
Régions étudiées (= A.B.C.D.E.F.G.H.I.)

EXAMEN HISTOLOGIQUE

___

Nous comprendrons dans une description d'ensemble les diverses régions du pancréas car, sauf quelques exceptions dont nous signalerons la localisation, on retrouve les mêmes altérations dans toute l'étendue de l'organe.

Nous étudierons successivement :

      1º Le stroma conjonctif ;

      2º Le parenchyme glandulaire, y compris les îlots.

A la coupe, on constate que l'atmosphère cellulo-graisseuse, énormément hypertrophiée, que nous avons décrite à l'examen macroscopique de l'organe, ne se borne pas seulement à constituer une enveloppe externe mais qu'elle pénètre en toutes parties dans le parenchyme et même dans certaines régions, finit par s'y substituer. (Voir description macroscopique).

Et si l'on recherche par quelle voie s'est faite cette pénétration adipeuse on constate que c'est précisément par celle de la sclérose que nous allons décrire. (Fig. 1).

Sclérose. — On ne retrouve plus ici la dissociation par œdème interlobulaire qui était si prononcée sur les coupes de l'organe I. Quant au tissu conjonctif, son état varie suivant les régions.

Dans des points tels que B, la lobulation est encore apparente et de grandes fentes interlobulaires sont occupées par du tissu conjonctif assez lâche, légèrement dissocié, dans lequel s'alignent les vésicules adipeuses. Au contraire, en des régions telles que A, D, C, H, I, la segmentation en lobules est presque effacée par la condensation considérable du tissu conjonctif interlobulaire dont l'abondance donne à l'organe une texture beaucoup plus cohérente.

En effet se présentant sous l'aspect de traînées conjonctives d'une largeur variant entre 55 μ et 440 μ, la sclérose se dirige d'un vaisseau vers un vaisseau voisin, d'un canal excréteur vers un canal proche et forme ainsi des travées de dimensions très variables qui, se réunissant entre elles, circonscrivent des territoires plus ou moins développés.

Dans certaines régions cette augmentation du tissu conjonctif respecte encore la répartition en lobules et lobulins, mais ces endroits sont rares. Presque partout des éperons conjonctifs d'une épaisseur de 30 μ à 60 μ s'enfoncent dans l'intérieur du tissu acineux, s'épaississent, se rejoignent, englobant ainsi un nombre variable d'acini à tel point qu'il devient impossible de délimiter exactement les régions appartenant au tissu conjonctif, périlobulaire, ou interacineux.

Il est à noter que nulle part la sclérose n'aboutit ici à des formations intraacineuses et qu'elle ne fournit jamais comme dans le cas précédent d'aspects monocellulaires. Elle se limite toujours à des groupes de plusieurs tubes glandulaires, parfois cependant un seul acinus est complètement cerclé de fibres et fibrilles conjonctives. En un mot la sclérose est ordinairement pluriacineuse et tout au plus monoacineuse (fig. II, pl. 2).

De plus, le tissu conjonctif augmente de développement à mesure que l'on se rapproche de l'extrémité céphalique. Dans toute la tête, en effet, la sclérose forme de larges bandes parallèles ayant perdu toute disposition périlobulaire et contenant dans les alvéoles des fragments de lobulins. En ces endroits le tissu conjonctif a pris l'aspect d'un véritable tissu fibreux.

Ces dispositions contribuent à donner au pancréas un aspect très morcelé, et c'est ainsi qu'il existe de très larges plaques conjonctives de 300 μ à 500 μ de diamètre, dans lesquelles se retrouvent des groupes d'acini, tantôt pelotonnés en petits îlots, tantôt disséminés au hasard.

Tout ce système de sclérose que nous venons de décrire se montre infiltré à des degrés variables de grosses vésicules adipeuses. On peut se convaincre aisément que celles-ci viennent de la couche adipeuse péripancréatique. Elles s'insinuent dans l'organe le long des grandes travées fibro-vasculaires et finissent même par pénétrer en plein tissu acineux. Il résulte, de là, que l'on retrouve en beaucoup de points une ou deux grosses vésicules adipeuses refoulant les acini voisins et s'intercalant entre eux, ce qui pourrait faire croire à une transformation graisseuse du tube sécréteur lui-même. D'autant plus que les cellules de celui-ci sont en état de dégénérescence graisseuse évidente.

Mais il est facile de s'assurer que ces aspects sont dus à des coupes tangentielles de groupes de grosses vésicules adipeuses logées dans une travée fibreuse bien développée et située dans un plan différent de celui de la coupe.

Nous rappellerons ici que cet envahissement graisseux atteint dans la tête des proportions considérables. La graisse remplace ici près de la moitié du parenchyme.

Tout ce tissu scléreux est le siège d'une riche vascularisation. Non seulement on y rencontre des vaisseaux de 220 à 350 μ en assez grande quantité, mais il s'y trouve en grand nombre des petits capillaires d'un diamètre de 11 μ : 22 μ ; 30 μ, disséminés au hasard à travers le tissu conjonctif.

Celui-ci dans tous les points que nous venons de décrire est en général assez riche en cellules ; on y trouve des noyaux fusiformes de corps fibroplastique disposés le long des fibres ainsi que des grandes cellules irrégulières polygonales ou arrondies ayant encore les caractères d'éléments fixes du conjonctif. Ceux-ci sont disséminés de tous côtés. On ne trouve pas de foyer d'infiltration leucocytaire aiguë, si ce n'est en quelques points rares à proximité directe de vaisseaux assez volumineux. En somme nous avons dans le présent pancréas une lésion présentant exactement le type de la sclérose interlobulaire et inter-acineuse décrite par Opie (figure 2).

Canaux excréteurs. — Bien que logés au milieu de la sclérose les canaux excréteurs sont facilement reconnaissables par leurs grandes dimensions et leur contenu formé de débris épithéliaux.

Presque tous (canaux inter-acineux comme extralobulaires), sont dilatés, leurs parois sont distendues et tout à fait circulaires. Leur lumière offrant un diamètre double ou triple de la normale, est obstruée par une substance mucoïde dans laquelle se trouve incluse une grande quantité de cellules épithéliales desquamées. Celles-ci dans les rares points où elles adhèrent encore aux membranes basales ont perdu leur forme cylindrique pour devenir cubique et même ne sont plus représentées que par un petit épithélium bas dont le protoplasme est parsemé de globules de graisse.

Certains canaux sont considérablement dilatés, ils ont perdu leur forme cylindrique et se présentent sous l'aspect d'une série d'ampoules s'abouchant les unes dans les autres et donnant naissance par toute une série de transitions à de véritables kystes.

Ceux-ci se rencontrent dans presque toutes les régions mais pourtant semblent plus développés en B, C et surtout en D.

Leur épithélium est analogue à celui des canaux.

A côté de ces canaux excréteurs très dilatés il s'en trouve d'autres qui sont atrophiés et même complètement oblitérés. Ces derniers se rencontrent particulièrement en B et D. On voit dans ce cas tout un territoire du pancréas uniquement constitué par un tissu fibreux et quelques îlots de Langerhans malades.

Tout autour du nodule conjonctif se trouvent des vaisseaux de toutes grandeurs très dilatés et gorgés de sang. Vers l'intérieur le tissu devient de plus en plus dense, les fibres épaisses sont serrées les unes contre les autres. Par places, il y a encore quelques rares petits vaisseaux mais il n'existe plus d'acinus. A la partie tout à fait centrale de la masse fibreuse et surtout si on examine un certain nombre de coupes repérées on voit un canal excréteur parfois muni d'une fine lumière. Mais le plus souvent cette lumière est comblée par une masse conjonctive d'aspect hyalin se colorant fortement en jaune par l'acide picrique.

Près des canaux excréteurs, on trouve d'autres canalicules qui diffèrent des premiers par certains caractères. Au milieu des nappes de sclérose des petits groupes de tubes se montrent coupés en tout sens. Ils ont un diamètre de 30 μ environ et sont constitués par une seule rangée de cellules reposant sur une membrane basale très évidente.

Leur épithélium est très clair, cubique, à noyau basal. Leur lumière est en général vide, ne renfermant ni matière muqueuse ni bouchons épithéliaux comme on le voit d'ordinaire dans les conduits excréteurs proprements dits.

Ce qui donne surtout à ces conduits un aspect particulier c'est qu'ils sont constamment en nombre de 12 à 15 rassemblées en petits pelotons entourés de fibrilles conjonctives à disposition concentrique.

Certains de ces tubes se réduisent à de si petits cali-
bres, leur lumière devient si étroite, qu'ils finissent par
rassembler singulièrement à de véritables acini glandulaires et se confondraient facilement avec eux si ce
n'était la persistance de l'état clair de leur épithélium.

Ces productions sont intéressantes, car elles rappel-
lent avec une exactitude parfaite, les formations glandulaires néoformées à la suite de ligature des conduits
pancréatiques, et décrites par Gonthier de la Roche (**66**)
dans sa thèse inaugurale. Cet auteur les considère,
« comme n'étant autre chose que des sortes de tubes
« pancréatiques de nouvelle formation (page 77) et analo-
« gues aux tubes primitifs auxquels ils ressemblent
« étonnamment d'ailleurs (page 86) ».

Cellules glandulaires acineuses. — Les cellules des
acini sont généralement en place et ont conservé leur
forme normale. Leur protoplasma abondant et leur
noyau prennent encore leur coloration élective. Toutefois il existe des endroits, notamment en G H I, où l'on
observe des lésions de nécrose. Celles-ci ne siègent plus
à la périphérie des coupes comme dans l'observation
précédente, mais se disposent souvent mais pas exclusivement sous forme de régions plus sombres situées au
voisinage du canal central des lobulins. En ces points
le protoplasma est trouble, sa coloration moins vive,
le noyau prend mal le colorant, les cellules ont une
tendance à se détacher de la membrane basale de
l'acinus.

Ces altérations ne nous paraissent pas cadavériques.
Elles sont en effet disposées par petites plages au milieu
d'un tissu acineux encore bien conservé et ne siègent
jamais à la périphérie des lobules ou des lobulins. Il
n'est pas rare en effet de voir de ces régions altérées
entourées par des zones intactes qui viennent border les
espaces interlobulaires. La dissémination des lésions,

leur isolement plaident en faveur de leur nature pathologique.

Il faut noter aussi la *dégénérescence graisseuse* de la
cellule acineuse.

Sur des coupes au Flemming, on trouve dans beaucoup de régions des cellules remplies de petites granulations graisseuses de coloration noire. Celles-ci peuvent
remplir la cellule, jusqu'à en cacher le noyau, et forment
quelquefois un détritus granuleux qui remplit la partie
centrale de l'acinus. Ces zones de dégénérescence graisseuse paraissent surtout plus développées dans les
endroits où se fait l'infiltration des grosses vésicules
adipeuses, le long des travées de sclérose. Les cellules
centro-acineuses n'offrent ici rien de particulier et sont
en nombre normal.

Ilots de Langerhans. — Numérations par millimètre
carré.

Celles-ci ont été établies suivant la méthode indiquée
au cours de notre première observation.

Le tableau suivant représente la moyenne des îlots
par millimètre carré dans les différentes régions indiquées par le schéma.

Chaque moyenne fut établie sur 50 numérations
prises sur des bandes perpendiculaires entre elles.

I	H	G	F	E	D	C	B	A
0,90	0,90	0,95	0,95	1,58	Impossible	Impossible	Impossible	3,50

Ce qui fait pour l'ensemble de ces régions une
moyenne de 1,45 par millimètre carré, c'est-à-dire un
peu plus que la normale.

Il faut séparer du reste du pancréas les régions
B, C, D, remarquables par l'hypertrophie de leurs ilots,
dont un seul arrive parfois à couvrir près d'un milli-

mètre carré, c'est-à-dire la presque totalité du champ microscopique. Ces îlots, comme on le verra plus loin, sont d'ailleurs peu nombreux.

Dans les régions où la numération fut possible les îlots avaient les dimensions suivantes. Les diamètres perpendiculaires ci-dessous étant établis de la même façon que dans l'observation I.

I	H	G	F	E	A
99 μ	165 μ	110 μ	66 μ	88 μ	176 μ
99 μ	165 μ	110 μ	99 μ	88 μ	220 μ
165 μ	55 μ	121 μ	88 μ	55 μ	55 μ
165 μ	110 μ	132 μ	88 μ	66 μ	110 μ
77 μ	66 μ	99 μ	55 μ	88 μ	220 μ
88 μ	66 μ	220 μ	66 μ	99 μ	220 μ
132 μ	88 μ	111 μ	55 μ	99 μ	176 μ
220 μ	110 μ	121 μ	132 μ	110 μ	198 μ
			66 μ	99 μ	121 μ
			110 μ	132 μ	156 μ
				77 μ	110 μ
				77 μ	156 μ
				132 μ	110 μ
				165 μ	110 μ

Ce tableau montre que, sauf dans les trois régions B, C, D, ce sont encore les formes moyennes qui prédominent, tandis que beaucoup plus rares sont les îlots de grandes dimensions.

Examen histologique. — Beaucoup moins généralisée que dans le cas précédent, la sclérose n'aboutit pas ordinairement à la formation d'une capsule. Toutefois celle-ci apparaît lorsque l'îlot se trouve par hasard être tangent à une ou plusieurs grosses travées de sclérose. Il peut alors se développer une formation capsulaire partielle ou totale.

On trouve de plus, à l'intérieur de l'îlot, des masses hyalines péri-vasculaires, nettement analogues à celles décrites dans le cas précédent. Cette dégénérescence hyaline se rencontre particulièrement dans les régions A et B, où elles sont très fréquentes (dans presque chaque îlot), et atteignent parfois le 1/3 ou la 1/2 de la surface de celui-ci. Il faut encore citer qu'en quelques points, on constate des hémorragies intrainsulaires. Elles sont centrales et directement pericapillaires ; ou latérales, se formant alors le long du point de pénétration du vaisseau.

Dégénérescence graisseuse (fig. III). — Celle-ci, beaucoup plus importante que toutes les autres, est surtout remarquable par sa généralité. Elle atteint presque tous les îlots et surtout les plus volumineux.

Sur des coupes au Flemming, ceux-ci sont immédiatement reconnaissables par leur coloration plus noire qui se détache sur le parenchyme acineux environnant. Les noyaux sont comme perdus au milieu d'une fine poussière brune, formée de grains de diverses grandeurs, et juxtaposés les uns aux autres dans toute la surface de l'îlot.

Il existe en somme une dégénérescence graisseuse, finement granuleuse, qui va même jusqu'à la désintégration complète du protoplasma. On constate également dans les cellules insulaires les formes en anneau décrites par Stangl, sous le nom de (Ringformen).

Il est à noter cependant que l'on rencontre en G.F.H. de très petits îlots d'environ 50 μ de diamètre paraissant être totalement dépourvus de graisse et se montrant à peu près normaux.

Mais ces formes sont très rares et il faut les chercher avec grande attention.

A côté de ces îlots répartis au milieu du parenchyme pancréatique, il en est d'autres qui se retrouvent disséminés dans l'intérieur de l'atmosphère scléro-graisseuse qui entoure les lobules du pancréas.

Ils sont perdus dans ces régions où il ne reste plus que de grandes nappes de tissu graisseux ou de grandes travées conjonctives. Là même où on ne peut plus constater aucun acinus.

Les grands diamètres de ces ilots varient entre 110, 132 et même 154 μ, d'autres beaucoup plus petits n'atteignent que 44 μ, 55 μ, 66 μ.

Ils restent ordinairement au voisinage d'un petit vaisseau sanguin et paraissent réellement indépendants au milieu du tissu graisseux, loin de tout lobule pancréatique graisseux. Nous avons pu, d'ailleurs, nous assurer de ce fait sur des coupes sériées où il nous était permis de les voir apparaître et disparaître sans qu'ils se rattachassent à aucune parcelle glandulaire acineuse.

Toutefois, bien que moins graisseux peut-être que les ilots contenus dans l'intérieur du parenchyme pancréatique, ils apparaissent cependant imprégnés de nombreuses petites gouttelettes de graisse et d'ailleurs comme on peut le voir chez certains d'entre eux, le tissu adipeux périphérique ne tarde pas à les étouffer.

Ilots agglomérés de la Région B, C, D (Fig. IV). — Il nous reste maintenant à étudier une disposition tout à fait particulière que l'on ne trouve que dans certaines régions très circonscrites (B, D, C).

Il s'agit d'une agglomération d'ilots qui se groupent au milieu de larges plages conjonctives où l'on ne rencontre plus que des vaisseaux, des conduits excréteurs de dimensions variables, et des pelotons de tubes indifférents. Le parenchyme se réduit en ces points à quelques acini isolés et desséminés sans ordre apparent. Ces gros ilots groupés au nombre de 7 à 10 présentent des dimensions considérables ; ils atteignent dans leurs plus grands diamètres perpendiculaires de $\dfrac{198\,\mu}{16^{c}\,\mu}$ à $\dfrac{605\,\mu}{330\,\mu}$

Il y a donc ici en même temps qu'une condensation des îlots dans un champ restreint une véritable hypertrophie de ceux-ci. Mais il ne faut pas oublier qu'ici comme partout ailleurs les cellules se montrent atteintes de dégénérescence graisseuse parfois très avancée, tandis qu'autour des capillaires se présentent des formations hyalines.

Ces îlots, bien qu'hypertrophiés, sont donc pathologiques et bien sûrement insuffisants au point de vue fonctionnel.

Si l'on considère dans leur ensemble ces petites régions fortement sclérosées ne contenant plus que quelques vaisseaux et quelques groupes d'îlots tels que nous venons de le décrire, on peut comparer ces parcelles de tissu à des sortes de petites glandes dans lesquelles l'élément endocrine seul conservé se montre en relation intime avec ses voies vasculaires. Ces dispositions sont à rapprocher des cas de M. Lancereaux (53) où pareille disposition fut signalée par Mr le Professeur Laguesse qui fit l'examen histologique.

Il faut également les rapprocher des altérations consécutives à la ligature du conduit de Wirsung et qui furent signalées par Schultze (67), Ssobolew (47), Gontier (66), etc. Ces différents auteurs décrivent en effet la persistance exclusive de l'hypertrophie de l'élément endocrine au milieu de l'effondrement du parenchyme exocrine.

Il nous reste à élucider un des points les plus délicats de cette étude histologique. Nous voulons parler de l'existence de certains groupements cellulaires que M. le professeur Laguesse a décrits et qu'il considère soit comme des formes représentant la transformation d'acini en îlots ou inversement d'îlots en acini. Il désigne ces aspects sous le nom de « formes de transition. »

Ces formes existent incontestablement dans le cas présent. On les trouve surtout dans la région D, où elles sont mêmes assez nombreuses.

Tantôt sous l'apparence d'îlots présentant à leur phériphérie des groupes de cellules devenant plus foncées et plus petites ; tantôt sous l'aspect d'acini se disposant autour d'un capillaire perdant leur lumière glandulaire et tendant à s'isoler en formation qui n'ont pas encore tous les caractères insulaires et qui déjà ne sont plus des simples acini secrétants. Si on admet que l'acinus peut évoluer vers l'îlot et celui-ci retourner en sens inverse vers l'acinus, on pourrait appeler ces formes de transition « *formes d'évolution, et d'involution* » ou en adoptant la terminologie de M. le Prof. Laguesse (**64**) employer les termes de *Déconstruction* et *reconstitution*. Nous emploierons de préférence les termes *d'évolution* et d'*involution* (figures V et VI).

FOIE

L'organe fut fixé au Zenker, au formol Müller 10/100 à l'alcool absolu pour le glycogène.

Il n'existe aucune formation de sclérose.

Nous avons déjà signalé dans le compte rendu macroscopique un abcès à la surface antérieure du foie ; outre cette altération nous devons encore faire remarquer qu'il existe en cet organe une infinité d'embolies microscopiques intra-capillaires causées par des colibacilles.

En beaucoup de points également se trouvent des exsudations fibrineuses, tantôt à prédominance périporte, tantôt intralobulaire, parfois même occupant la presque totalité d'un lobule. En ce cas les cellules hépatiques ont perdu leur disposition trabéculaire et se présentent sous des formes les plus variables.

Quand on se rapproche de l'abcès, les cellules hépatiques perdent peu à peu leurs affinités colorantes et finissent par se nécroser. Les capillaires sont alors dilatés. Il existe alors une diapédèse et une abondance de plus en plus grande de leucocytes. Ceux-ci se substituent aux éléments hépatiques nécrosés ; puis nécrosés à leur tour ils se désagrègent dans l'intérieur de la cavité de l'abcès. Un grand nombre de colibacilles siègent dans le pus et dans les parois de l'abcès.

Il faut enfin noter, en divers points du foie, quelques foyers de dégénérescence graisseuse, mais ceux-ci ne sont jamais développés et ne présentent aucune localisation spéciale.

Le glycogène, recherché d'après la méthode Lubarch, ou par la gomme iodée, ne peut être décelé.

REIN

Fixation Zenker.

Liquide de Orth. (Formol Muller, 10/100).

Au microscope il existe une très légère augmentation du tissu conjonctif périglomérulaire ainsi qu'une transformation scléreuse de quelques glomérules, mais ce fait est rare.

La lésion rénale intéresse surtout l'épithélium des tubes contournés. Les cellules ont perdu toute limite non seulement entre elles, mais encore vers la lumière tubulaire.

Leur protoplasme est tantôt tuméfié, tantôt au contraire effrité et tombé en poussière dans l'intérieur de la lumière. Mais ce qui attire surtout l'attention c'est la perte totale de l'électivité colorante des noyaux de l'épithélium des tubes contournés. Si bien que toutes les cellules apparaissent comme des masses plus ou moins dentelées uniformément colorées en jaune.

Les tubes excréteurs de la pyramide n'offrent rien de particulier et leur épithélium est beaucoup mieux conservé.

Il convient de signaler l'existence de foyers colibacillaires irrégulièrement disséminés dans les vaisseaux de l'écorce ou dans la pyramide, mais cependant plus nombreux dans cette dernière région.

RATE. — *Formol Muller*

Pas de sclérose. Mais il existe en grand nombre des embolies colibacillaires intra-vasculaires et se trouvant tout aussi bien dans la pulpe que dans les corpuscules.

Ganglions semilunaires. — Rien de particulier.

DISCUSSION DES OBSERVATIONS
ET CONSIDÉRATIONS GÉNÉRALES

Si nous reprenons maintenant les deux observations dont nous venons d'exposer longuement les détails, nous voyons que les faits suivants méritent de nous arrêter.

1º Notre première observation a trait à un diabète maigre et vient se ranger parmi le grand nombre des cas analogues qui étayent la théorie de Lancereaux.

2º Notre seconde observation, au contraire, comporte un diabète gras et vient immédiatement infirmer l'opinion exclusive que la première semblait confirmer.

A ce sujet nous avons cru intéressant de rassembler la plupart des cas de diabètes gras accompagnés de *lésions pancréatiques anatomiquement et histologiquement* constatées :

Ce sont : le cas de Baumel, 1882 ;

Celui de Fleiner, 1894 ;

7 observations de Hansemann, 1894 ;

3 de Delamare et Thoinot, 1904 ;

1 des deux qui nous sont personnels.

C'est donc un total de 13 cas et nous croyons que ce nombre est suffisant pour rendre dès maintenant inadmissible l'opinion qui met le diabète maigre seul dans la dépendance des lésions pancréatiques.

Il semble que le diabète, exception faite des cas d'origine nerveuse avérée, se rattache de plus en plus dans toutes ses autres formes à des altérations du pancréas.

Nous pensons donc qu'il n'y a plus lieu de maintenir au point de vue des localisations anatomiques la distinction longtemps classique en France d'un diabète gras et d'un diabète maigre, et il est infiniment probable qu'à mesure que les recherches anatomo-pathologiques deviendront plus complètes et plus précises, ces deux formes se rangeront dans un seul et même groupe.

Reprenons maintenant les lésions histologiques observées dans ces deux cas.

OBSERVATION I

Dans celle-ci nous croyons devoir attirer l'attention particulièrement sur les faits suivants :

1º L'œdème interstitiel interlobulaire ;

2º La sclérose et particulièrement sa forme intraacineuse et ses aspects monocellulaires ;

3º La rareté et l'état d'altération des îlots.

Pour ce qui est de l'*œdème* nous rappellerons que l'on obtient des lésions tout à fait analogues à la suite de la ligature du canal thoracique.

Sur des animaux auxquels M. le Profes. Wertheimer avait pratiqué cette opération, M. Laguesse nous a dit avoir observé une dissociation œdémateuse du tissu conjonctif, semblable en tout point, à celle existant en nos coupes.

Nous sommes donc en droit de croire que dans notre premier cas la sclérose périvasculaire et canaliculaire de l'organe devait avoir entraîné des oblitérations plus ou moins étendues des voies lymphatiques intraglandulaires d'où résulteraient la stase et l'œdème interstitiel.

Cet état anatomique n'est pas sans importance pour le rôle fonctionnel de l'organe.

S'il y a stase lymphatique, il y a probablement aussi stase sanguine capillaire et en tous cas ralentissement des échanges nutritifs qui doivent s'accomplir dans l'intimité du parenchyme glandulaire.

La sécrétion interne dépend au premier chef de ces échanges, et l'œdème que nous avons constaté nous apparaît ainsi comme le témoin anatomique d'une perturbation fonctionnelle indéniable, c'est-à-dire purement qualitative et invisible à nos investigations histologiques.

Ceci n'est pas sans importance et nous permet pour ainsi dire de préjuger de l'existence d'un trouble de la sécrétion interne.

2° La *sclérose* dans sa forme générale ne ressemble pas à celle décrite par tous les auteurs, et dans son envahissement intra-acineux surtout, elle affecte des dispositions spéciales qui n'ont été décrites jusqu'ici que par Lemoine et Lannois (**31**).

Il est même étrange que, depuis ces auteurs, nul n'ait de nouveau signalé cette localisation, et nous nous demandons si elle n'aurait point passé inaperçue, par suite de la difficulté qu'il y a à rendre apparent par les colorants ordinaires les fines travées scléreuses qui pénètrent entre les cellules acineuses.

Nous sommes conduits à ces suppositions, par ce fait que ces détails histologiques avaient échappé à nos investigations tant que nous nous sommes servis de réactifs habituellement employés jusqu'ici en histologie. Ce n'est qu'en nous servant des méthodes nouvelles de coloration électives du conjonctif, introduites récemment dans la technique par M. le professeur Curtis, que nous

avons pu mettre en évidence avec une netteté frappante,
la dissociation scléreuse de l'acinus (voir fig. 2, 3, 4, 5).

Comment se fait cette pénétration du tissu conjontif
dans l acinus. C'est un point qu'il nous a été difficile de
résoudre. On pourrait nous dire que les aspects de
sclérose monocellulaire ne sont que des apparences dues
à des coupes obliques portant sur la calotte terminale
d'un acinus. On rencontre en effet assez souvent dans
les coupes de pancréas normal des cellules épithéliales
au nombre de deux ou trois, quelquefois même isolées
et qui sont entourées d'une membrane propre que l'on
pourrait prendre pour un anneau de minces fibrilles.
Nous signalons ce fait pour bien montrer que nous
n'avons point commis cette erreur.

D'ailleurs une étude plus minutieuse des coupes en
séries suivies d'une manière continue a dissipé nos
doutes et nous a convaincu de la réalité des aspects de
sclérose monocellulaire.

La difficulté est de comprendre comment des fibrilles
conjonctives finissent par pénétrer dans l'acinus pour
le morceler.

On pourrait se demander, tout d'abord, si un pro-
cesssus inflammatoire aigu peut être capable d'engen-
drer une prolifération conjonctive, telle qu'elle finisse
par segmenter cellule à cellule l'acinus. Et la pensée se
reporte instinctivement au processus de ce genre, que
l'on observe dans le foie, principalement au cours des
hépatites syphilitiques et infectieuses en général. Mais
une objection se présente aussitôt : c'est que la travée
hépatique n'est en rien comparable au tube glandulaire
du pancréas. L'élément sécréteur du foie n'est pas séparé
des vaisseaux ou des canalicules par une membrane
propre qui l'isole du voisinage, et, dans ces conditions,
la pénétration intercellulaire du conjonctif hépatique
devient facilement compréhensible.

Ce n'est donc pas au foie que l'on peut comparer ce qui se passe ici dans le pancréas ; mais bien plutôt les analogies doivent être cherchées du côté d'organes sécréteurs pourvus de tubes à parois propres et bien isolés, tels que le rein ou les glandes acineuses.

Que nous enseignent les processus scléreux qui évoluent dans de tels parenchymes. Il faut reconnaître que nous ne trouvons ici rien de comparable à notre sclérose monocellulaire. Jamais dans un rein, dans une glande salivaire ou mammaire, on ne voit dans leurs stades les plus avancés, les lésions interstitielles décomposer les acini sécrétants. Dans le rein en particulier, les tubes peuvent s'atrophier, se réduire parfois à une ou deux rangées de cellules, mais les parois propres persistent et maintiennent la continuité de ces travées cellulaires.

D'ailleurs, nous devons ajouter qu'il n'existe dans notre cas aucune trace d'inflammation aiguë dont les progrès puissent être suivis et nous permettent de saisir sur le fait le mode de pénétration de la sclérose dans l'acinus. Si de pareilles altérations ont pu se produire elles doivent dans notre cas remonter à un passé lointain et ne laissent plus trace de leur existence.

Nous avons cherché si dans l'anatomie normale du pancréas, ne se présentait pas quelque particularité capable d'expliquer ce processus d'envahissement de la sclérose ; et ici nous croyons devoir rappeler les dispositifs que M. le Professeur Renaut (63) a récemment signalés dans le pancréas des Ophidiens (Zamenïs viridi flavus. Tropidonotus natrix). Cet auteur démontre, en effet, la nature conjonctive de la limitante des acini et décrit en dedans d'elle une pellucide vitrée directement adhérente à l'épithélium.

Il admet, de plus, que de la membrane connective se détachent une série de feuillets qui pénètrent dans l'interstice des cellules glandulaires pour venir par une bifurcation en Y ou en T se souder aux cellules centro-acineuses. Ce sont là les *feuillets pénétrants intra-acineux* de M. le Professeur Renaut (**63**).

Des dispositions de ce genre offrent une singulière analogie avec les images que nous fournissent les coupes de notre sclérose monocellulaire et si elles existaient dans le pancréas humain il serait bien tentant d'y voir comme le chemin tracé d'avance que suit dans notre cas l'envahissement conjonctif. Malheureusement il nous a été impossible de retrouver dans le pancréas humain normal rien qui ressemble, même de loin, à ce que M. Renaut décrit dans le pancréas des Ophidiens.

On trouve bien par places des petits éperons se détachant de la propria et semblant pénétrer entre deux cellules épithéliales, mais il est facile de reconnaître que des sortes d'éperons ne sont que des petites cloisons de refend qui n'existent que là où un acinus d'une certaine dimension tend à se lobuler, ou se lobule effectivement. Et c'est en effet ce phénomène de lobulation qui paraît devoir être l'une au moins des causes du morcellement des acini au cours de la sclérose.

En effet, par toutes les raisons générales que nous venons d'exposer, bien plus encore par l'examen direct de nos coupes, il nous est impossible d'admettre comme on pourrait se le figurer d'après les descriptions de Lemoine et Lannois (**31**), une simple pénétration d'emblée de fibrilles néoformées dans le tube sécréteur. L'existence de petites cloisons intercellulaires au point de lobulation des acini normaux, leur bifurcation en T ou en Y au voisinage de la lumière, toutes dispositions qui dans notre cas se reproduisent sous les mêmes aspects, mais avec une fréquence infiniment plus grande, nous font penser qu'à l'état pathologique les dispositions de la sclérose monocellulaire doivent être dues tout d'abord à une *exagération du phénomène normal* *de la lobulation acinique.*— Dans l'organe malade l'acinus glandulaire se divise, croyons-nous, de plus en plus, se segmente par des petites cloisons de refend nombreuses ; analogues à celles que l'on peut observer à l'état normal, et qui finissent par réduire progressivement le volume des culs-de-sac sécréteurs.

Si c'est bien là le processus réel, les acini dans notre pancréas pathologique devront paraître de dimensions en général plus réduites ; or, c'est précisément ce que l'observation constate et ce que le tableau que nous avons dressé établit d'une manière irrécusable.

Une autre preuve de la réalité de ce processus, c'est la rareté, souvent même l'absence totale des cellules centro-acineuses. Il est en effet évident, d'après ce que nous voyons sur un pancréas normal, que plus les acini sécréteurs deviennent petits, moins on aura de chance à trouver à leur intérieur la tige centro-acineuse.

Il existe constamment dans le pancréas normal des petits acini formés de 3 à 4 cellules, et dans ceux-là précisément, les cellules centro-acineuses font défaut. C'est justement ce que l'on trouve dans notre pancréas pathologique. Les acini de 3 et 4 cellules sont pour ainsi dire prédominants, et c'est de l'abondance de ces tout petits acini que résulte la rareté des centro-acineuses.

C'est secondairement, lorsque cette lobulation de plus en plus accentuée s'est produite, réduisant parfois un acinus à des groupes de deux ou trois cellules que des fibrilles conjonctives se forment à l'intérieur des lames amorphes de la propria qu'elles viennent renforcer et épaissir irrégulièrement par places.

On s'explique facilement ainsi comment se produit la décomposition finale de l'acinus dans laquelle, en somme, l'excès de lobulation joue le rôle principal. C'est d'ailleurs là un processus qui, au point de vue de la pathologie générale, ne doit pas nous surprendre, car il répond à une sorte de loi de compensation physiologique.

Que fait un organe pour augmenter de plus en plus ses surfaces de sécrétions actives ? Il se segmente et se divise en unités de plus en plus petites et de plus en plus nombreuses. Or, c'est ce que nous observons dans notre cas, et il semble en quelque sorte que le pancréas dans sa réaction pathologique s'efforce à parer à l'insuffisance de son parenchyme lésé par la multiplication et par conséquent la lobulation excessive des acini.

Il y a donc dans cette transformation de l'organe une sorte de double processus scléreux. Une sclérose qu'on pourrait appeler la sclérose amorphe ; multiplication des petites cloisons de refend issues des membranes basales accompagnant la segmentation lobulaire de plus en plus réduite ; d'autre part, sclérose fibrillaire par néoformation de véritables fibrilles connectives se développant dans les cloisons amorphes préformées qui tracent pour ainsi dire le chemin à l'envahissement fibrillaire.

La lobulation excessive et la multiplication de membranes amorphes représentent une sorte d'effort de la glande pour parer à son insuffisance fonctionnelle ; la néoformation fibrillaire au contraire est la véritable réaction pathologique devant aboutir à l'étouffement de l'élément épithélial.

Il serait donc tout à fait faux comme on le voit de comparer la sclérose du pancréas dans le cas présent aux scléroses interépithéliales et monocellulaires telles qu'on le voit dans le foie. Nous insistons sur ce point car cette comparaison pourrait pour certains lecteurs se dégager de la description donnée par Lemoine et Lannois (31) et conduire ainsi à une compréhension tout à fait erronée des phénomènes.

C'est pour ces raisons que nous nous demandons même

s'il est prudent d'appliquer à ce genre d'altérations le terme de sclérose monocellulaire qui implique précisément un processus d'envahissement de l'acinus et de morcellement d'emblée que nous nions formellement.

Nous nous demandons si un terme résumant la marche du processus et les dispositions anatomiques ne serait pas préférable. Nous proposerions par exemple de désigner les présentes altérations sous le nom de « Sclérose amorphe dissociante » ou « Sclérose amorphe fibrillogène disséquante. »

ILOTS.

Nous ne reviendrons pas sur les différentes altérations que nous avons décrites dans notre examen histologique et nous voulons seulement relever quelques détails qui nous paraissent principalement intéressants au point de vue pathogénique.

Le premier fait qui frappe dans l'examen de notre pancréas 1 est le petit nombre des îlots.

Nous trouvons en général une moyenne de 0,58 à 0,60 d'îlot au lieu de 1 par millimètre carré, ce qui fait environ une réduction de 50 % de ces organites sur l'état normal. Exactement 0,48.

N'était-il donc que cette modification, elle serait déjà d'une grande importance pour le rôle et la signification fonctionnelle de ces îlots épithéliaux. Car, il serait bien peu logique d'admettre que la coïncidence d'un syndrome diabétique et d'une réduction de moitié des éléments endocrines, soit un simple fait de hasard. Un certain nombre d'îlots, nous objectera-t-on, paraissent à peu près intacts dans notre pancréas, mais nous ferons remarquer qu'il en est aussi beaucoup et c'est la grande majorité, qui sont évidemment lésés. Dans le corps et la queue tous sont atteints (Dégénérescence graisseuse, hyaline, ou sclérose), et ce n'est que dans la tête où l'on en rencontre quelques-uns paraissant normaux. D'ailleurs, il ne faut pas oublier que ces organites épithéliaux peuvent, tout en paraissant objectivement intacts, être frappés d'altérations purement qualitatives et fonctionnelles qui échappent aux investigations microscopiques.

En outre nous ferons remarquer que si l'on trouve ces quelques rares îlots d'apparence normale, il est toutefois impossible de rencontrer les formes d'hypertrophie insulaire décrites par certains auteurs et que nous signalons nous-même dans le cas 2. Formes que l'on pourrait considérer comme une sorte d'hypertrophie compensatrice du tissu endocrine.

De quelque manière donc que l'on envisage les choses, nous pouvons affirmer qu'il existe ici une insuffisance incontestable du tissu endocrine.

Nous devons encore nous arrêter quelque peu au sujet de l'origine de la dégénérescence hyaline.

Deux opinions en effet sont en présence, les unes avec Opie (**49**) et surtout Wright et Joslin (**51**) attribuent à cette substance une origine épithéliale ; d'autres avec Hansemann (**46**) la font dériver du tissu conjonctif péricapillaire.

D'après nos recherches il est certain que les deux modes existent. Les partisans de l'origine périvasculaire ont raison en ce sens que c'est bien autour des capillaires et dans les membranes basales de ceux-ci que débutent les phénomènes de dégénérescence (fig.9). Mais il n'en est pas moins vrai que lorsque l'altération a atteint un certain degré d'intensité, elle peut s'étendre aux éléments épithéliaux et nous avons reproduit de ces blocs hyalins (fig. 8) dont l'origine cellulaire est indéniable, attendu qu'ils laissent encore voir dans la masse homogène les vestiges des éléments qui, par leur coalescence et leur transformation vitrée, se sont fusionnés.

OBSERVATION II

En ce qui concerne l'état histologique de ce cas, nous rappellerons :

1º La topographie de la sclérose ;

2º L'état des îlots ;

3º L'état du parenchyme.

1º *Sclérose*. — La sclérose dans notre cas 2 réalise exactement les dispositions décrites par les auteurs sous le nom Sclérose interlobulaire et interacineuse (Opie) (**49**). Nous ne retrouvons ici rien de comparable à cette dissociation de l'acinus dont l'interprétation était si difficile dans notre premier cas. Aussi loin qu'aille l'hypertrophie interstitielle, elle n'aboutit qu'à l'enclavement d'un acinus sans pénétration intra-acinique.

Le cas présent diffère encore par un autre point.

La sclérose, en effet, n'y est pas exclusivement sous la forme chronique, elle s'accompagne par places de petites infiltrations leucocytaires, surtout de petits foyers de cellules plasmatiques, indices de la persistance d'un léger processus aigu en voie d'évolution.

Nous signalons particulièrement comme conséquence de cette sclérose l'état cohérent de l'organe, la disparition de la lobulation et les altérations canaliculaires (oblitérations, ectasies, dilatations kystiques signalées plus haut).

ILOTS.

Les îlots ne sont pas à vrai dire diminués de nombre, mais l'état de leurs éléments est loin de répondre à la normale. Ce qu'il y a de remarquable, c'est l'état de dégénérescence graisseuse du tissu endocrine qui atteint un haut degré d'intensité dans sa généralisation. Nous n'ignorons pas que, normalement, les granulations graisseuses peuvent se rencontrer dans les cellules insulaires, comme l'ont fait remarquer avec juste raison Weichselbaum (**48**), Stangl (**48**) et d'autres. Nous avons nous-même étudié par comparaison des pancréas normaux et si dans ceux-ci l'état graisseux des îlots nous est parfois apparu, il ne s'est jamais montré du moins tel que nous l'observons dans notre pancréas pathologique.

Si l'on se reporte en effet à notre description du cas deux et à la figure III, on pourra se rendre compte qu'il ne s'agit pas d'une surcharge graisseuse accidentelle et disséminée de l'épithélium, mais d'une véritable dégénérescence graisseuse très avancée qui frappe presque tous les îlots dans toute l'étendue de nos coupes.

Nous n'hésitons pas à déclarer pathologique une transformation graisseuse aussi prononcée et aussi étendue des îlots de Langerhans.

Un fait surprend, c'est la dimension considérable de beaucoup d'îlots. Il semblerait à première vue qu'en présence de cette sorte d'hypertrophie du tissu endocrine on serait mal venu d'invoquer son insuffisance fonctionnelle. Nous ferons remarquer, toutefois, que précisément ces îlots hypertrophiés, et même surtout ceux-ci sont le siège de prédilection de la dégénérescence graisseuse et que, par conséquent, malgré leur volume, ils sont sans aucun doute inaptes à remplir leur rôle sécréteur.

D'ailleurs, si les îlots dans le présent cas sont loin d'être scléreux comme dans le cas 1, ils offrent cependant en outre de la dégénérescence graisseuse une altération reconnue par tous comme pathologique. « La dégénérescence hyaline ».

Nous la retrouvons ici avec les mêmes modalités que dans le cas 1 et nous pourrons donc nous dispenser de revenir sur ce point.

Nous croyons devoir aussi attirer l'attention sur certaines dispositions qui, dans notre cas 2, simulent les
altérations consécutives à la ligature en canal pancréatique. A ce point de vue la région B. (fig. IV) est tout à
fait remarquable.

On y voit une véritable disjonction des tissus *exo et
endocrines*. Ce dernier persistant pour ainsi dire seul à
l'état de grosse masse épithéliale enclavée dans du tissu
conjonctif de néoformation.

Ces îlots hypertrophiés sont, toutefois, à l'état de
dégénérescence graisseuse et hyaline.

Cette disparition en certains points des acini et la
persistance seule de ces gros îlots accompagnés de
petits canalicules indifférents (voir page 115) sont évidemment en rapport intime avec les oblitérations canaliculaires constatées et indiquent qu'il s'agit d'une sclérose
très ancienne. Ce que confirme aussi l'envahissement
adipeux; phénomène ordinairement lié aux oblitérations
expérimentales du conduit de Wirsung.

Parenchyme. — Nous ne reviendrons pas sur les
détails des altérations histologiques des épithéliums
sécréteurs.

Nous croyons au contraire devoir nous arrêter aux
formes de transition entre l'acinus et l'îlot qui sont
nombreuses.

Elles existent sous deux formes, tantôt ce sont des
îlots qui présentent sur leurs bords des amas de cellules
cylindriques, plus sombres, plus petites, parfois disposées en palissades régulières à la périphérie. Toutes
dispositions que M. Laguesse considère comme une transformation de l'îlot vers l'acinus. Ces formes sont rares.

Beaucoup plus nombreux sont les groupements de
cellules sur la nature desquels on hésite à première
vue et qu'après le plus soigneux examen on ne peut
classer ni dans la catégorie des acini ni dans celle des

îlots. Ce sont tantôt des amas cellulaires arrondis, bilobés ou même en feuille de trèfle, paraissant isolés du voisinage, et formés d'éléments qui en grande partie ont perdu le groupement acineux. Ils ne se disposent plus autour d'une lumière et prennent en beaucoup de points une transparence plus grande et des formes polyédriques qui les rapprochent des cellules de l'îlot.

Il n'est pas rare de voir certains amas de cellules ayant déjà tous les caractères de l'élément endocrine se mettre en contiguité directe avec d'autres qui présentent encore les caractères de la cellule acineuse (fig. V).

On trouve ainsi parfois des espèces de pseudo-îlots, portant en deux ou trois points de leur périphérie des cordons de cellules qui se chargent de granulations, se disposent autour d'une lumière et se continuent vérita- blement avec du tissu acineux.

Ce sont là évidemment des formes d'évolution de l'acinus vers l'îlot où comme l'appelle M. Laguesse (**61**) de *déconstruction acinique*. Elles sont fréquentes dans notre pancréas et bien des régions (en C, D, B), donnent réellement l'impression d'une poussée évolutive de l'acinus vers l'îlot comme si le parenchyme acineux tendait à s'efforcer, sans pouvoir y parvenir toutefois, à recréer le tissu endocrine devenu insuffisant.

Dans un récent travail de Karakascheff (**60**), certaines transformations des îlots sont signalées en très grande abondance, et nous nous demandons si cet auteur, guidé par quelque idée *a priori*, n'a pas observé en les désignant sous d'autres noms des productions sem- blables à celles que nous venons de signaler.

Il est difficile de se prononcer sur ce point, car les descriptions de Karakascheff et surtout ses figures paraissent se prêter à des interprétations diverses.

La constance avec laquelle l'auteur retrouve dans *tous* ses 11 cas les formes particulières qu'il désigne sous le nom « d'îlots en proliférations » qu'il décrit partout avec les mêmes caractères et les mêmes dispositions nous met quelque peu en garde, et nous fait demander si involontairement il n'aurait pas cédé à quelque idée théorique préconçue ; celle même qui forme la conclusion de son travail, à savoir que les îlots sont des éléments de réserve pour le parenchyme sécréteur.

Le travail d'ailleurs de Karakascheff (**60**) nous paraît entaché de quelques erreurs de technique. C'est ainsi que l'auteur affirme avoir vu du zymogène sur différents pancréas cadavériques fixés au Muller-Formol entre 24 et 36 heures après la mort, alors que d'après notre expérience le zymogène ne peut être vu que sur des pancréas frais fixés dans des solutions osmiques fortes comme l'a démontré M. Laguesse.

Nous n'avons pour notre part jamais observé de zymogène dans les conditions indiquées par Karakascheff. Tout ce que l'on voit sur des pancréas d'autopsie au Formol-Muller, ce sont les fines granulations qui normalement obscurcissent la cellule pancréatique mais non pas les grains volumineux du zymogène à position apicale.

Quoi qu'il en soit, et à en juger surtout par les figures du mémoire de Karakascheff (**60**) nous ne sommes pas éloignés de croire que ces îlots proliférés (Gewuchert) ne sont en grande partie que des formes d'*évolutions* et de *déconstructions* aciniques.

Si cette remarque était exacte, le travail de Karakascheff, loin de se trouver en contradiction avec nos observations, viendrait au contraire leur fournir un appui.

Au terme de la discussion de nos deux observations, il nous reste à aborder la question, ardue entre toutes, de la nature exacte des lésions qui déterminent le syndrome diabétique.

Sur ce point les idées que les pathologistes ont

jusqu'ici émises sont loin d'être concordantes et il nous a paru utile de faire pour ainsi dire comparaître devant l'ensemble des faits anatomo-cliniques les conceptions quelque peu théoriques qui dominent actuellement ce chapitre de pathogénie.

Un pareil travail aurait nécessité de notre part une enquête et des recherches bibliographiques considérables. Nous avons bien accompli une partie de cette tâche; mais il nous eut été difficile de la parfaire si tout récemment un auteur allemand, Sauerbeck (59), ne nous avait fourni pour ainsi dire tous les éléments mêmes de la discussion.

Jusqu'à présent, en effet, les interprétations des pathologistes se sont attachées, soit aux altérations du parenchyme sécréteur, soit à celles des parties épithéliales considérées comme pourvues de propriétés endocrines : Les îlots de Langerhans.

Il résulte de là que d'une part les uns avec Lancereaux (53) 1900, Hansemann (46) 1894, etc., ont cherché tout d'abord l'origine du diabète dans les modifications du parenchyme proprement dit, tandis que, plus récemment, les autres ne veulent retenir que les modifications insulaires.

Il s'en suit que l'on peut, au point de vue de la pathogénie du diabète, dire qu'il règne actuellement en pathologie deux idées quelque peu opposées, l'une rattachant tout au parenchyme, l'autre tout aux îlots de Langerhans. De là, deux théories. L'ancienne, qu'on pourrait appeler théorie du parenchyme. La plus moderne, la théorie des îlots.

Cette dernière conception elle-même peut subir une double interprétation suivant qu'avec la majorité des pathologistes on se rattache aux idées anatomiques de fixité émises par Diamare (43) ou à celles de variabilité soutenues par M. Laguesse (41).

La théorie pathogénique des îlots se subdivise donc en deux. La première se fonde sur la perennité des îlots, la seconde s'appuie sur la variabilité ou le balancement physiologique des îlots.

Les opinions peuvent se résumer d'après le schéma suivant :

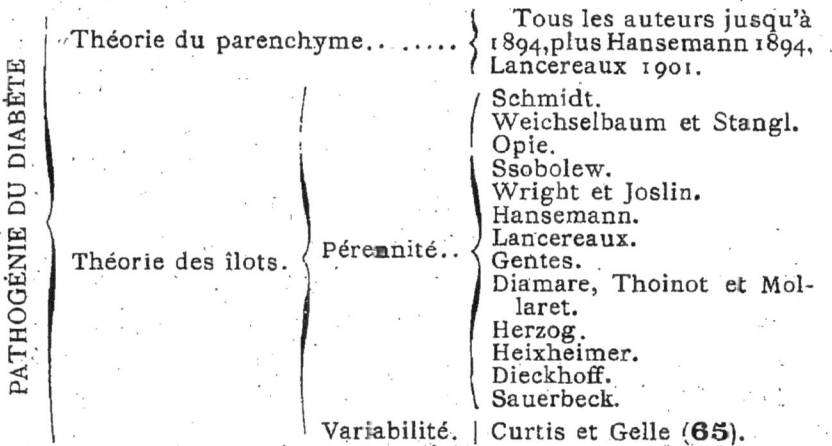

PATHOGÉNIE DU DIABÈTE			
	Théorie du parenchyme..........		Tous les auteurs jusqu'à 1894, plus Hansemann 1894, Lancereaux 1901.
	Théorie des îlots.	Pérennité..	Schmidt. Weichselbaum et Stangl. Opie. Ssobolew. Wright et Joslin. Hansemann. Lancereaux. Gentes. Diamare, Thoinot et Mollaret. Herzog. Heixheimer. Dieckhoff. Sauerbeck.
		Variabilité.	Curtis et Gelle (**65**).

Voyons donc ce que disent les faits en présence de ces diverses théories.

Sauerbeck (**59**) dans son mémoire rassemble 116 cas de diabète pancréatique, dont 17 personnels, auxquels nous ajoutons nous-même 21 cas, tant nôtres que ceux parus ailleurs dans cette dernière année 1904-1905. (Cas de Thoinot et Delamare 4 ; Lancereaux, 4 ; Karakascheff, 11, les nôtres, 2). Ce qui porte à 137 le nombre total des cas de diabète pancréatique avec examen anatomo-histologique complet publié jusqu'à ce jour.

Cet auteur a eu l'ingénieuse idée de classer l'ensemble de ces cas en tenant compte des altérations simultanées des îlots et du parenchyme. Groupant tous les cas d'après le degré croissant des lésions insulaires et les degrés décroissants des lésions parenchymateuses, il a ainsi réparti la majorité des observations en 9 catégories qu'il résume dans un tableau schématique où chaque classe occupe une colonne verticale.

Nous ne pouvons mieux faire que de renvoyer le lecteur à cet intéressant travail pour tout ce qui concerne les détails. (Indications bibliographiques de chaque observation).

Sauerbeck (**59**) dresse ainsi ce que l'on pourrait appeler la courbe de probabilité relative de la théorie du parenchyme et des ilots en se plaçant au point de vue de la *pérennité des ilots* (Diamare) (**43**).

Au lieu de reproduire intégralement le tableau de Sauerbeck dans lequel la courbe ressort non d'un tracé, mais d'une simple disposition typographique, nous avons cru préférable de schématiser davantage les éléments statistiques de cet auteur et de traduire son tableau par une courbe effective dont les ordonnées représentent précisément le nombre des cas qui se rangent dans chacune des colonnes verticales répondant aux divers degrés d'altération de l'organe.

Nous arriverons ainsi au schéma ci-contre :

Nous donnons dans ce tableau, tiré du mémoire de Sauerbeck et complété des cas récents de Thoinot et Delamare (4 cas), Lancereaux (4), Karakascheff (11), ainsi que les nôtres (2), le résumé des observations parues jusqu'à ce jour. Nous avons cru inutile de répéter ici le nom de chaque auteur pour chacun des cas. Ceux-ci ayant été minutieusement notés par Sauerbeck dans ses deux intéressants mémoires en 1904.

Nous rangeons dans ces diverses classes les cas de Karakascheff, en comptant comme altérés les ilots qui, dans les observations de cet auteur, sont désignés en voie de prolifération.

Examinons maintenant la courbe dressée par Sauerbeck (**59**) et remaniée par l'addition des observations parues depuis.

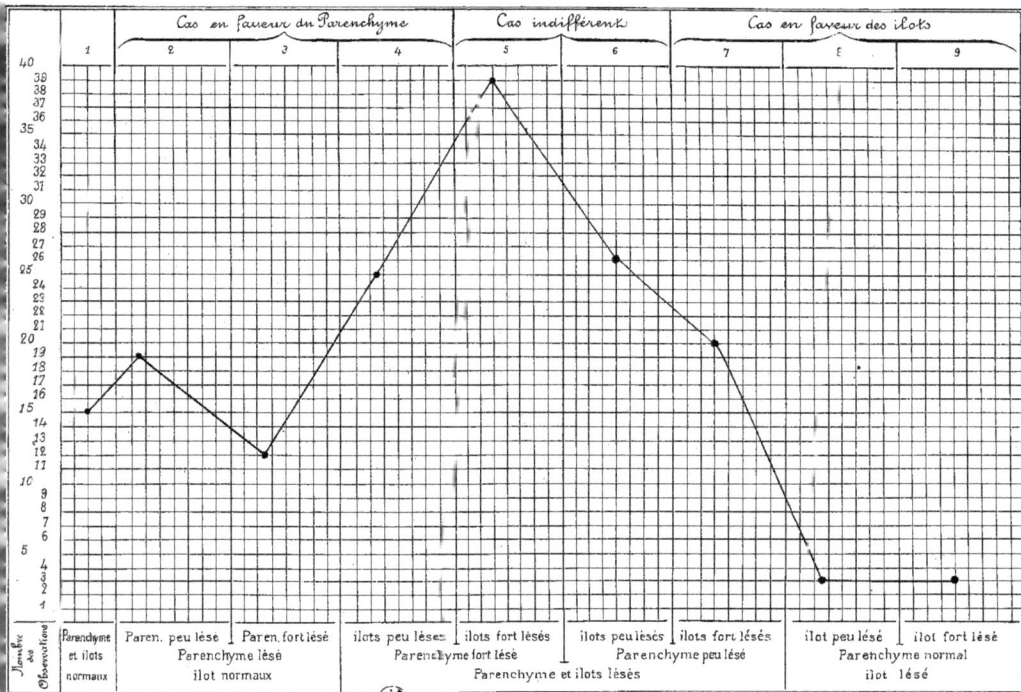

Cas en faveur du Parenchyme | Cas indifférents | Cas en faveur des ilots

| 1 | 2 | 3 | 4 | 5 | 6 | 7 | 8 | 9 |

Nombre des Observations

40 39 38 37 36 35 34 33 32 31 30 29 28 27 26 25 24 23 22 21 20 19 18 17 16 15 14 13 12 11 10 9 8 7 6 5 4 3 2 1

Parenchyme et ilots normaux

Paren. peu lésé | Paren. fort lésé
Parenchyme lésé
ilot normaux

ilots peu lésés | ilots fort lésés
Parenchyme fort lésé

ilots peu lésés | ilots fort lésés
Parenchyme peu lésé

Parenchyme et ilots lésés

ilot peu lésé | ilot fort lésé
Parenchyme normal
ilot lésé

Si nous prenons la première colonne nous voyons tout d'abord un certain nombre de cas dans lesquels n'existait aucune lésion du pancréas et où d'autre part aucun organe ne présentait d'altérations susceptibles d'expliquer l'origine du diabète.

Cette particularité ne peut nous surprendre, nous sommes ici de l'avis de Sauerbeck et nous faisons remarquer que ces cas sans substratun anatomique répondent aux faits, aujourd'hui admis par tous les pathologistes, de diabète fonctionnel.

Non seulement le trouble de la fonction peut siéger dans un organe quelconque, « Diabète par insuffisance hépatique, trouble nerveux », mais on peut parfaitement admettre avec Sauerbeck que ce trouble siège peut-être dans les îlots du pancréas où rien de visible ne le révèle. De sorte que ces observations sans lésions anatomiques ne prouvent rien contre la probabilité de la théorie insulaire.

Sur ce point le raisonnement de Sauerbeck nous paraît exact ; mais nous ne pouvons en dire autant dans la suite de sa discussion au sujet de la statistique qu'il dresse.

En effet si la théorie de parenchyme est exacte, dit-il, la majorité des cas de diabète avec lésion du parenchyme devra se grouper dans les colonnes 2 et 3 du tableau ci-dessus et le sommet de la courbe devra répondre environ à la colonne 3 ou tout au plus à la colonne 4.

Si, au contraire, la théorie des ilots est la vraie, les cas de diabète à lésion pancréatique devraient d'après l'auteur augmenter en nombre de la colonne 2 à la colonne 9 et donner dans leur succession une sorte de courbe parabolique à sommet correspondant à la colonne 8 ou 9.

En réalité le total des cas établis comme le fait cet auteur donne une courbe dont le sommet se rapproche il est vrai des dernières colonnes du tableau.

La plus grande partie des cas s'accumule dans la colonne 5 (îlot et parenchyme fortement lésés), et Sauerbeck (**59**) voit en ce fait une démonstration de l'exactitude de la théorie des îlots.

Nous ne partageons pas entièrement à ce sujet les opinions de l'auteur ; et il nous semble que la statistique appréciée de la manière dont le fait Sauerbeek est sujette à quelques critiques. Cet auteur oublie en effet dans l'appréciation de ses différentes rubriques de tenir compte de ce que les mathématiciens appellent « *La probabilité a priori d'un fait.* »

En dehors de toute conception théorique sur le rôle du parenchyme ou des îlots dans le diabète, chacune des catégories établies par Sauerbeck présente en effet avant toute discussion une *probabilité spéciale* qui lui est propre.

Il est évident que les divers groupes d'un tableau ont par eux-mêmes une probabilité de réalisation très relative. C'est ainsi que la combinaison « Ilots lésés, parenchyme normal », exigera des circonstances anatomiques tout à fait exceptionnelles pour se réaliser. De même la combinaison inverse « Parenchyme modifié et îlots normaux » sera par cela même tout aussi rare, étant donné que l'on prend les cas diabétiques.

Si l'on tient compte de ce fait que les lésions de l'îlot sont dans une certaine mesure subordonnées à celles du parenchyme et que plus l'une se développe plus il y aura de chances de rencontrer les autres, on se rendra compte que les diverses combinaisons du tableau de Sauerbeck ont beaucoup de chances de se réaliser avec la fréquence relative que précisément sa courbe indique.

Il n'est donc pas exact de dire que si la théorie des îlots était vraie, la majorité des cas de diabète à lésion pancréatique devrait venir se ranger dans la catégorie 8 et 9. « *Ilot lésé et parenchyme normal* ». Jamais cette éventualité ne pourrait se réaliser en raison de la probabilité excessivement faible a priori des combinaisons des lésions supposées. Que la théorie des îlots soit fausse ou vraie, la majorité des cas devra toujours se grouper là où se trouvent les combinaisons pathologiques les plus probables, c'est-à-dire dans les colonnes 4 et 5.

Etant donné cette critique, nous nous demandons si c'est bien par cette méthode d'estimation d'une courbe et par la recherche de son point culminant que l'on peut juger raisonnablement cette question.

Ce n'est pas des inflexions de la courbe de probabilité que le problème dépend. mais bien des aires qu'elle limite.

Si, en d'autres termes on attribue à chaque observation une surface déterminée, ce sera la somme de celles-ci c'est-à-dire le nombre des cas compris entre les abscisses consécutives dont il faudra tenir compte.

En effet, si au lieu de suivre simplement la courbe de probabilité et d'en chercher le point culminant on établit simplement la balance des cas favorables ou défavorables à la théorie des îlots, on est tout surpris d'arriver par la statistique de Sauerbeck (**59**) à des résultats différents de ceux de l'auteur.

Voyons, en effet, dans les diverses catégories statistiques comment la balance se fait.

En faveur des îlots on ne peut véritablement invoquer que les cas qui se rangent dans les colonnes 7, 8, 9. « Ilot fort lésé, parenchyme peu lésé, îlot peu ou fort lésé, parenchyme normal ».

A partir de la colonne 6 « *îlot faiblement lésé, parenchyme faiblement lésé* » nous n'avons même plus le droit d'invoquer plutôt l'altération de l'îlot que celle du parenchyme.

Le décompte ainsi fait nous donne :

27 cas en faveur de la théorie insulaire.

Dans les colonnes 5 et 6, le parenchyme étant lésé au même degré que l'îlot, on peut indifféremment soutenir que ces cas sont en faveur soit de la théorie insulaire ou de l'ancienne théorie parenchymateuse. Nous trouvons alors dans ces deux groupements 65 observations que l'on pourrait dénommer cas indifférents.

Enfin à partir de la colonne 4 « îlot peu lésé, parenchyme très lésé », la balance commence à pencher en faveur de l'ancienne théorie du parenchyme, 56 cas nous apportent ici leur témoignage.

En résumé il ressort de la statistique de Sauerbeck (**59**), augmentée par nous, que les cas connus actuellement de diabète pancréatique, avec examen histologique complet se répartissent en :

56 cas favorables à l'ancienne théorie du parenchyme.

65 cas indifférents.

27 cas favorables à la théorie insulaire.

Si nous supposons que sur les 65 cas indifférents la moitié se répartisse de part et d'autre (et nous n'avons pas le droit *a priori* de supposer une autre répartition puisque les cas sont neutres), on aura tout au plus 59,5 en faveur de la théorie insulaire contre 88,5 en faveur de la théorie du parenchyme. On voit donc que si l'on voulait s'en tenir à ces chiffres, on arriverait à démontrer l'inverse de ce que semble établir la courbe de Sauerbeck.

Mais ce paradoxe n'a rien qui puisse nous embarrasser. Par suite des considérations *de probabilité a priori* que nous avons exposées plus haut, nous croyons que les groupements obtenus ne pouvaient être différents.

Le décompte exact des cas n'a qu'une importance relative dans la question présente et le poids des observations a infiniment plus de valeur que leur nombre.

A notre avis, n'y eut-il qu'une seule observation authentique et bien constatée de diabète avec intégrité totale du parenchyme et lésion exclusive des îlots, celle-ci entraînerait à elle seule notre conviction en faveur de la théorie insulaire. Or, ce n'est pas une observation de ce genre que nous possédons, mais 6 (Colonnes 8 et 9 de Sauerbeck) **(59)** et ces 6 réunies pèsent plus dans la balance que la somme de toutes les autres. Nous attirons particulièrement l'attention sur les observations de Sauerbeck, 2 et 3, Dieckhof (citée par Sauerbeck) et de Ssobolew **(47)**, Schmidt, Wright et Joslin **(51)**.

A notre avis, il nous paraît démontré que le syndrome diabétique est bien lié spécialement à une altération ayant son siège de prédilection dans les îlots endocrines de Langerhans ; ce fait pathologique venant confirmer ce que la physiologie et l'anatomie ont établi au sujet du rôle de sécrétion interne dévolu aux formations épithéliales intra-pancréatiques. Comment alors, nous objectera-t-on, expliquer qu'un si grand nombre d'observations restent encore à l'état d'arguments indécis ou même contraires à la théorie que nous défendons ?

Nous croyons que la difficulté qu'éprouvent la plupart des pathologistes à faire rentrer toutes les observations aberrantes dans le cadre de la théorie insulaire, provient précisément de ce qu'ils se font sur l'état des îlots des opinions trop limitées et trop fortement rattachées aux prémisses histologiques dérivant des travaux de Diamare **(43)**

En effet, si l'îlot est une formation immuable, toute lésion insulaire se traduira par un diabète, et réciproquement.

Mais cette conception pathogénique si simple se heurte immédiatement à la foule des cas où les îlots plus ou moins épargnés s'associent à un parenchyme quelque peu lésé.

Il en est tout autrement si, abandonnant les idées anatomiques de Diamare **(43)** et de ses partisans on voit

dans l'îlot avec M. Laguesse (**41**) une formation épithéliale en voie d'évolution et de rénovation incessante.

Le *Balancement*, en un mot, décrit par M. Laguesse,
nous semble offrir pour la pathologie un terrain de
conciliation des plus large sur lequel peuvent se rassembler sans difficulté la plupart des cas disparates des
lésions pancréatiques liées au diabète.

Si en effet l'îlot naît de l'acinus et y retourne, il n'est
pas forcément nécessaire, pour qu'il y ait diabète, que
tous les îlots d'un pancréas soient lésés et le parenchyme intact.

Bien au contraire, une altération quelconque de la
cellule acinique portant sur elle-même ou sur la trame
conjonctive qui l'entoure, pourra produire une perturbation dans l'évolution normale de l'acinus vers l'îlot,
suspendre en un mot la production physiologique d'îlots
normaux nécessaires au remplacement des îlots épuisés
et au maintien de la fonction endocrine.

Il résulte de là qu'à notre point de vue une altération
du parenchyme seule peut très bien devenir la cause
d'une diminution du nombre des îlots. Bien plus, ceux-
ci, tout en ayant épuisé leur faculté sécrétoire endocrine
peuvent persister en nombre presque normal sans présenter de grosses lésions histologiques. Ce qui fait que
d'une part l'impuissance du parenchyme à former de
nouveaux îlots, et la persistance, d'autre part, d'îlots
épuisés et inutiles, expliquent parfaitement la présence
simultanée, dans un pancréas diabétique, d'îlots d'apparence à peine pathologique et d'un parenchyme au contraire plus ou moins altéré.

Est-ce là une simple hypothèse, nous ne le croyons
pas. Dans notre cas 2, en particulier, nous avons décrit
ces formes spéciales de groupements épithéliaux : ni
acini ni îlots, que M. Laguesse (**64**) appelle des formes
de « *Déconstructions* et de *reconstitutions* aciniques ».

Nous voyons en ce cas pour ainsi dire se réaliser les conditions que nous supposions précédemment. Nos îlots sont presque tous en état de dégénérescence, bien qu'en nombres normaux, et d'autre part le parenchyme acineux semble faire un vain effort pour donner naissance à des îlots nouveaux de remplacement.

Le grand nombre des formes d'évolution aciniques que nous avons signalé dans notre cas se rencontrent dans beaucoup d'autres observations, bien qu'à notre avis, les auteurs les aient interprétées d'une façon inexacte.

Qu'est-ce donc que ces îlots proliférés de Karakascheff (**60**). Ces formes de transitions signalées par Schmidt (**58**) et, bien plus, figurées par Sauerbeck (**59**), l'un des partisans les plus convaincus de l'immuabilité des îlots ? La lecture de ces cas, l'examen des planches nous a persuadé que ces auteurs n'ont rien vu autre chose que ce que nous signalons dans notre cas (**2**) (formations incomplètes d'îlots aux dépens d'acini malades, parfois retour incomplet d'un îlot lésé vers l'acinus). C'est par suite de leur idée anatomique de ne voir dans l'îlot qu'une formation persistante qu'ils se sont mis dans l'impossibilité de comprendre la signification de ces images histologiques.

La théorie du *Balancement* d'après M. Laguesse (**41-64**) concilie infiniment mieux les faits. Elle crée certes une pathogénie beaucoup plus complexe que celle à laquelle on a tenu jusqu'ici ; mais nous croyons qu'elle se rapproche beaucoup plus de la vérité. Le diabète pancréatique *ne sera donc plus pour nous forcément lié à une lésion isolée des îlots.*

Certes nous admettrons que c'est bien l'organite de Langerhans qui est en cause, que c'est sa lésion propre ou son trouble fonctionnel qui engendre le syndrome diabétique, mais nous admettrons aussi que cette insuffisance de l'îlot peut résulter de lésions très générales de la glande retentissant secondairement sur lui. Nous arrivons ainsi à élargir beaucoup le cadre des lésions pancréatiques pouvant produire le diabète et nous ne nous étonnerons plus de rencontrer, au cours de cette maladie, des pancréas à parenchyme lésé avec des îlots presqu'intacts.

Nous sommes convaincu que dans des cas de ce genre, l'analyse histologique montrera le plus souvent ces formes de transition d'acini à évolution insulaire témoins d'une production incomplète d'îlots nouveaux et signe de l'insuffisance des anciens.

CONCLUSIONS

—

1º Il n'y a plus lieu aujourd'hui de maintenir une distinction entre le diabète gras et le diabète maigre. Tous deux paraissent également liés à des altérations pancréatiques.

2º Les lésions histologiques constatées dans le pancréas des diabétiques sont nombreuses et variées.

On y rencontre :

a. Une augmentation du tissu conjonctif périlobulaire et intralobulaire, parfois même accompagné d'œdème (soit à la suite d'inflammation soit très rarement à la suite de stase).

b. Une sclérose inter et même intraacineuse affectant la forme que nous avons décrité sous le nom de « *Sclérose amorphe fibrillogène disséquante* ».

c. La lipomatose à tous ses degrés.

d. La dégénérescence hyaline du pancréas (Opie) (**49**) (Sauerbeck) (**59**).

e. L'atrophie et la dégénérescence graisseuse de la cellule acineuse.

D. — Les altérations des ilots sont :

Diminution numérique ;

Atrophie ;

Hémorragie ;

Sclérose ;

Morcellement ;

Dégénérescence hyaline, tant d'origine périvasculaire (conjonctive) qu'épithéliale ;

Dégénérescence calcaire ;

Dégénérescence graisseuse des cellules ;

Plasmolyse et dégénérescence hydropique ou
vacuolaire (Weichselbaum et Stangl) (48).

3° Les diverses lésions que nous venons d'énumérer
et particulièrement le groupe des altérations insulaires
et parenchymateuses s'associent dans les proportions
les plus variables. On peut trouver toutes les variétés
depuis le parenchyme lésé, îlot intact, jusqu'à îlot atteint
ou détruit, et parenchyme presque normal.

Cette multiplicité des formes anatomiques ne con-
tredit en rien la théorie pathogénique dite des îlots.
Celle-ci, au contraire, reçoit sa pleine confirmation, non
seulement de l'ensemble des faits, mais surtout de quelques observations rares, il est vrai, mais absolument
décisives : « Ilot lésé avec intégrité du parenchyme ».

4° Les îlots ne sont pas *des organites immuables dans
leur forme histologique*, mais bien comme l'admet M.
Laguesse (**41-64**) *des productions épithéliales en voie de
renouvellement et de régression incessants. Ils viennent du
parenchyme et y retournent.* Si l'on admet cette opinion
les variétés des lésions anatomiques observables dans le
diabète, s'expliquent d'elles-mêmes, et le diabète, tout en
restant *une affection liée à l'insuffisance des îlots, peut
cependant succéder aussi à une altération totale du parenchyme sécréteur, puisque l'un des éléments (l'exocrine),
donne naissance à l'autre (l'endocrine).*

5° Il y a lieu de distinguer, par conséquent, diverses
formes anatomiques du diabète pancréatique. Notre
maître, M. le Professeur Curtis, propose de classer les
altérations de la manière suivante :

DIABÈTE PANCRÉATIQUE

Par lésion primitive des îlots. . . . — Cas rare d'intégrité du parenchyme avec lésions des îlots.

Par lésion primitive du parenchyme, ayant pour conséquence. . . —

1º Un arrêt de rénovation du tissu endocrine. Diabète par agénésie des îlots. Fréquence des formes de transition.

2º Un envahissement secondaire des îlots. Diabète insulaire secondaire.

BIBLIOGRAPHIE

---

1. **Chopart**. — Maladie des voies urinaires, 1830.
2. **Cawley**. — Cité par Lapierre (17), voir cette thèse.
3. **Brihgt**. — Transaction of the Pathological Society of London, 1833.
4. **Bouchardat**. — Annuaire de Thérapeutique, 1846, p. 207 et suivantes.
   — Traité du diabète, 1875, page 162.
5. **Bouchardat et Sandras**. — Comptes-rendus de l'Académie des Sciences, 1845-46-51.
6. **Claude Bernard**. — Compte-rendus Académie des Sciences, 1856.
   — Leçons de Physiologie Expérimentale, 1855, page 418.
   — Leçons sur le diabète et la glycogénie animale, page 437, 1877
7. **Frerichs**. — Traité des maladies du foie. Traduct. française Duménil et Pellageot (Paris, 1866).
8. **V. Reckinghausen**. Trois cas de diabète sucré. Arch. de Virchow, BD, 90, 1864.
9. **Silver**. — Transaction of the Pathological Society of London, page 121, 1873.
10. **Harnack**. — Archiv für Klin. Medecin, Bd 13, p. 615-616, année 1874.
11. **Frison**. — Marseille médical, 1875.
12. **Lecorché**. — Traité du Diabète, 1877.

13. **Lancereaux.** — Bulletin Académie de Médecine, 1877, pages 12-15, séance du 30 mai et 26 mai. Union Médicale Paris, 1880.

14. **Sylver Irving.** — Transact. of Patholog.-Society, London, page 27, 1878.

15. **Bréchemin.** — Bulletin Société anatomique, Paris, 1879.

16. **Rühle.** — Berliner Klin. Wochenschrift, 1879.

17. **Lapierre.** — Thèse Paris, 1879.

18. **Israel.** — Virchow's Archiv, Bd. 83, p. 181. 1881.

19. **Gueillot.** — Gazette Médicale, Paris, p. 237, 264; 282, 1881.

20. **Notta.** — Union Médicale, Paris, année 1881.

21. **Caplick.** — Inaugur. Dissertation, 1882, Kiel.

22. **Band et Windle.** — Brit. Med. journal, 908, 919, 1883.

23. **Orths.** — Inaugur. Dissertation. Bonn, 1883.

24. **Ferraro.** — Archives Italiennes de Biologie, 1883-1884.

25. **Frericks.** — Traité sur le Diabète. 1885.

26. **Lancereaux.** — Bulletin Académie Méd. Paris, 1888, p. 588, 2e série, n° 19.

27. **Pilliet.** — Progrès Médical, n° 21, p. 391. An. 1889.

28. **Boutard.** — Thèse Paris, n° 62, 1890.

29. **Giorgi.** — Thèse Lyon, n° 584, 1890.

30. **Hadden.** — Transact. of Pathol. Society of London, XLII, p. 164, et XXXVIII, p. 163.

31. **Lemoine et Lannois.** — Archives de Médecine expérimentale, 1891.

32. **Sandmeyer.** — Deutsche Archiv für Klin. Medecin, 1892, p. 381.

33. **Thiroloix.** — Thèse Paris, 1892. Archiv. Physiologie, 1897. Société Biologie, 1892.

34. **Williamson.** — Brit. Med. Journ., p. 93, n° 514 de l'Epitome, 1892. Brit. Med. Journal, n° 398, 1894.

35. **Eichhorst.** — Virchow's Archiv. Band 127, 1892.
36. **Hoppe Seyler.** — Deutsch Archiv fur Klin. Medicin, 1893, t. LII, p. 171.
37. **Minkowski et V. Mering.** — Centralblatt fur Klin. Medic. n° 5, 1889, et Berliner Klin. Wochenschrift, 1890-1892. Archiv fur Experiment. pathol. und Pharmak, 1893, Bd. XXXI.
38. **Lepine.** — Archiv. Méd. Expérim. 1891 et 1892. Revue de Médecine, 1892.
39. **Hedon.** — Archiv. de Méd. Expériment., 1893.
    — Archiv. de physiol., 1892, pages 245, 617.
    — Société de Biologie, pages 307, 678, 763, 919. Année 1892.
40. **de Dominicis.** — Gaz. Hebd. Med., 1890. Münchener Med. Wochenschrift, 1891. — Arch. de Med. Exper., 1893.
41. **Laguesse.** — Comptes-rendus Société Biolog., 1893, 20 juin, p. 623 ; 20 juillet, p. 819.
    — Compte-rendus Société Biologie, octobre 1894 et octobre 1895.
    — Journal de l'Anatomie, 1896.
42. **Schâfer.** — British medical Journal, 1895, août.
43. **Diamare.** — Journal International d'Anatomie, p. 155 et 177, année 1899.
44. **Fleiner.** — Berliner Klin. Wochenschrift, p. 5 et 38, 1894.
45. **Schabad.** Zeitschrift für Klin. Medic. Bd 24, 1894.
46. **Hansemann.** — Zeitschrift für Klin. Medic. BD 26, 1894. — Verhandlungen der pathol. Gesellsch., IV, 1901.
47. **Ssobolew.** — Virchow's Archiv. BD 108, 1900, et Centralblatt fur allg. Pathologie und pathol. Anatom. 1900.
48. **Weichselbaum et Stangl.** — Wiener Klin. Wochenschrift, n° 41, 1901, et 38, 1902.

49. **Opie**. — Journal of experimentale Medicin, Bd. 4 et 5. 1901.
50. **Herzog**. — Virchow's Archiv. Bd. 168. 1902.
51. **Wright et Joslin**. — Journal of medical Research. 1901, Vol. VI, n° 2.
52. **Curtis**. — Bulletin de la Société centrale de Médecine du département du Nord, 1902, page 87.
53. **Lancereaux**. — Bulletin Académie de Médecine, 1904.
53. **Lancereaux**. — Traité des maladies du foie et du pancréas, 1900.
54. **J. Lépine**. — Soc. de Biol., p. 161. Lyon Méd., 1903.
55. **Gentés**. — Thèse Bordeaux, 1901, n° 49.
56. **Thoinot et Delamare**. — Presse médicale, 1904.
57. **Mollaret**. — Thèse Paris, 1904.
58. **Schmidt**. — Munchener Medicin Wochenschrift, n° 2, 1902.
59. **Sauerbeck**. — Archives de Virckow, Heft supplement 1904. — Ergebnisse der allgemeinen Pathol. und Pathol., 538, Bd. XV, 1904.
60. **Karakascheff**. — Deutsche Archiv fur Klin. Medicin. Tome 82, 1904
61. **Gûtmann**. — Virchow's Archiv. Bd. 172, 1903.
62. **Kasahara**. — Virchow's Archiv. Bd. 143, p. 111, 1896.
63. **Renaut**. — Archives d'Anatomie Microscopique, 1903-1904, p. 16.
64. **Laguesse**. — Archives d'Anatomie Microscopique, 1902-1903, p. 265. Société de Biologie. Séance du 25 mars 1905. Écho Méd. du Nord, 1902.
65. **Curtis et Gellé**. — Société de Biologie. Séances de juin 1905.
66. **Gonthier de la Roche**. — Thèse de Lille, 1903.
67. **Schultze**. — Archiv für mikr. Anat. BD. 56, 1900, p. 491.

Nous renvoyons aux ouvrages de Sauerbeck pour la bibliographie très complète de la question jusqu'en 1904.

EXPLICATION DES FIGURES

PLANCHE I

Grossissement 20/1.

Figure.1 représente une coupe au faible grossissement avec la répartition de la grosse sclérose interlobulaire, péricanaliculaire et périvasculaire.

Elle montre en outre la sclérose intralobulaire avec ses 3 foyers.

Sclérose Intralobulaire
{
En S. P : Sclérose d'origine périphérique.
S. C : Sclérose péricanaliculaire.
S. V : Sclérose périvasculaire.
L : Lobules.
C. L : Cloisons interlobulaires.
E : Œdème.
V : Vaisseaux.
C : Canalicules excréteurs.

Les fig. 2, 3, 4, 5 montrent la segmentation acineuse et sa pénétration par les membranes amorphes et les fibrilles qui s'y développent.

La fig. 2 représente 1 acinus A ayant à sa partie supérieure deux cellules d'un acinius voisin, séparées presque totalement l'une de l'autre par deux lames amorphes dans lesquelles se voient des fibrilles. Grossissement 750/1.

Dans l'acinus A : En E, E', E'', E''', sont des éperons membraneux et fibrillaires s'enfonçant dans l'acinus. En V, vaisseaux C, cellules aciniques.

Fig. 3. Même acinus. Coupe suivante grossissement 750/1. Aux prolongements E, E' E'' E''' sont venus s'ajouter d'autres éperons E¹, E², E³, qui allant à la rencontre l'un de l'autre vont morceler presque totalement l'acinus en 3 acini secondaires.

Les éperons E et E''' s'étant réunis donnent des aspects mono-cellulaires.

C : Cellule acinique.

C. A : Cellule centro-acineuse.

V : Vaisseaux ;

M : Membrane amorphe présentant des fibres dans son intérieur.

Fig. 4. Même acinus. Coupe suivante. Grossissement 750/1.

Les éperons lamelleux et fibrillaires E se sont en partie fusionnés et dissocient l'acinus en acini secondaires A² et A³ où l'on ne retrouve plus de centro-acineuses.

V : Vaisseaux.

C : Cellule acinique.

Fig. 5. Même acinus. Coupe suivante. Grossissement 750/1.

Les éperons se sont fusionnés pour former des mailles. S. contenant une ou deux cellules acineuses C.

V : Vaisseaux.

En M. on voit une membrane parcourue par des fibrilles.

A² Acinus secondaire.

Fig. 6, 7, 8. Morcellement de l'îlot de Langerhans et dégénérescence hyaline des cellules insulaires.

Fig. 6. Grossissement 100/1.

En C. Epaississement scléreux péricapsulaire.

En T Travée scléreuse segmentant l'îlot en deux portions distinctes.

H : Dégénérescence hyaline épithéliale.

E : Cellules Insulaires.

A : Acini.

Fig. 7. Même îlot pris dans un point différent. Grossissement 280/1.

C : Epaississement scléreux péricapsulaire.

T : Travée scléreuse.

E : Dégénérescence hyaline épithéliale.

A : Acini.

OBSERVATION I

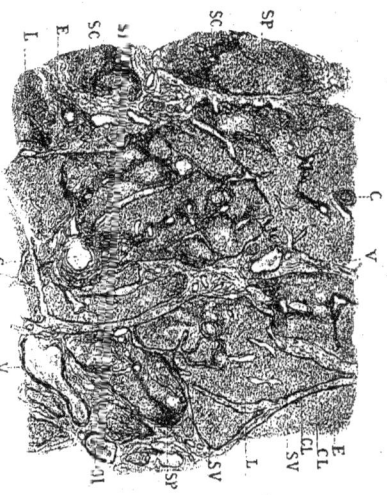

Fig. 1. — Gr. : 20/1.

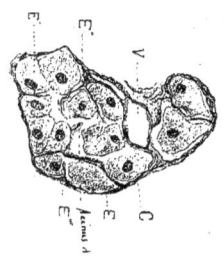

Fig. 2. — Gros. : 750/1.

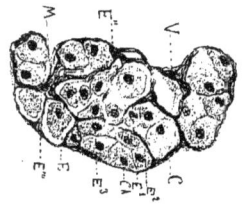

Fig. 3. — Gros. : 750/1.

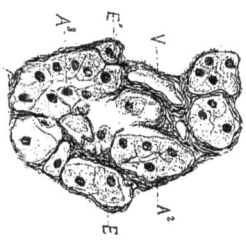

Fig. 4. — Gros. : 750/1.

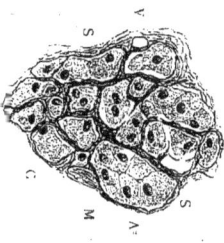

Fig. 5. — Gros. : 750/1.

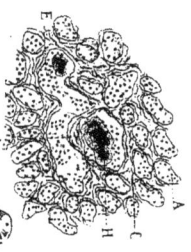

Fig. 6. — Gros. : 100/1.

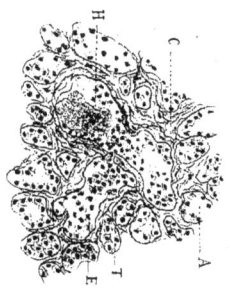

Fig. 7. — Gros. : 280/1.

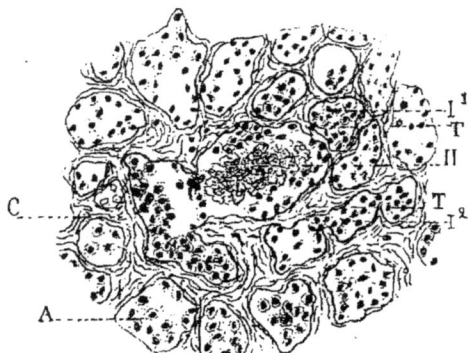

Fig. 8. — Gr. : 280/1.

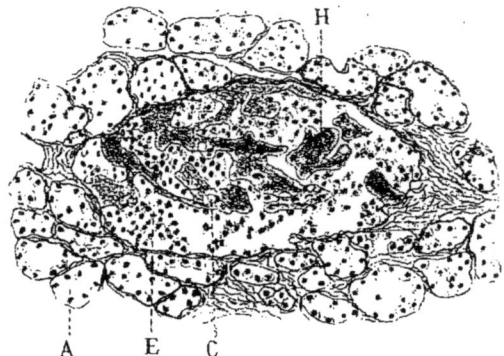

Fig. 9. — Gr. : 280/1.

OBSERVATION II

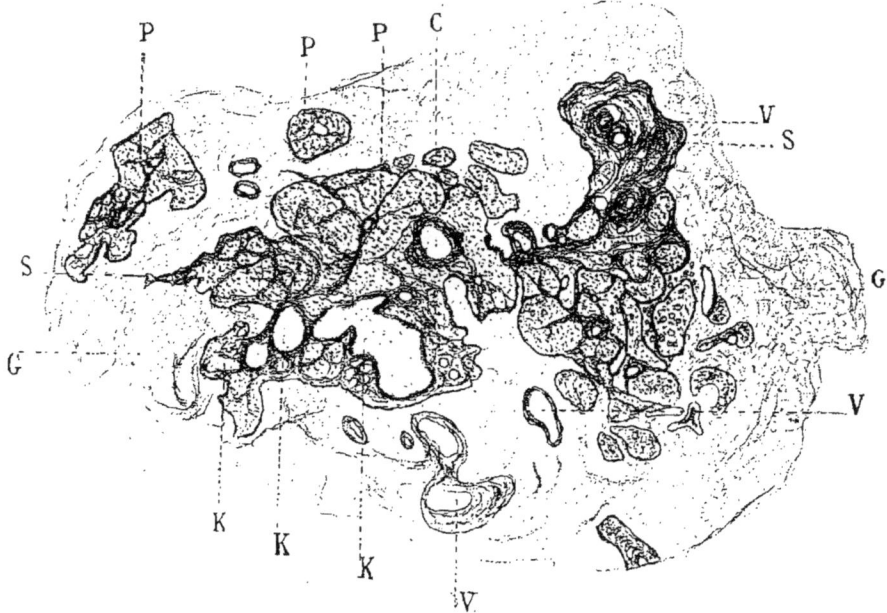

Fig. I. — Gr. : 5/1.

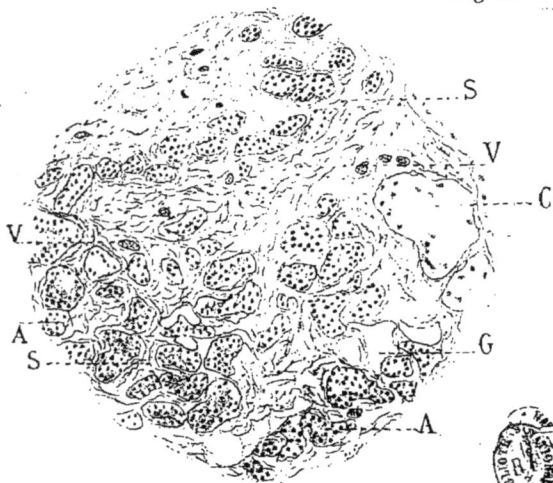

Fig. II. — Gr. : 150/1.

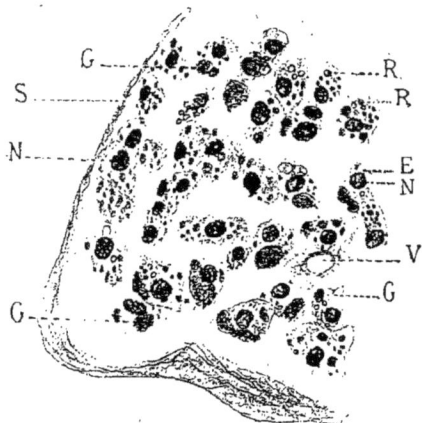

Fig. III. — Gr. : 750/1.

PLANCHE II

Fig. 8. Même îlot à quelques coupes de la précédente. Grossissement : 280/1.

C : Epaississement scléreux péricapsulaire.

F : Travées scléreuses segmentant l'îlot en territoires secondaires, I¹ I².

H : Dégénérescence hyaline épithéliale avec vestige des contours cellulaires.

A : Acini.

Fig. 9. Ilot hyalin montrant ici la formation périvasculaire du tissu hyalin. Grossissement : 280/1.

H : Tissu hyalin. Conjonctif.

C : Capillaire.

E : Cellules de l'îlot.

H : Acini.

OBSERVATION II

Fig. 1. Coupe d'ensemble prise dans la région D (grossissement : 5 diamètres). Montrant l'envahissement lipomateux et l'atrophie considérable du tissu pancréatique.

P : Reste du parenchyme pancréatique.

K : Dilatations kystiques canaliculaires.

S : Travées scléreuses périvasculaires et péricanaliculaires.

C : Canal excréteur.

V : Vaisseaux.

G : Envahissement graisseux.

Fig. II. Coupe prise région C. Grossissement : 150/1, montrant :

En S : La Sclérose interacineuse (Opie).

Avec C : Canalicule excréteur ectasié. V : Vaisseaux.

A : Acini. G : Graisse dissoute.

Fig. III. Coupe prise région A fixée à l'acide osmique. Grossissement : 750/1

Montrant une partie d'îlot de Langerhans atteint de dégénérescence graisseuse.

S : Capsule.

E : Cellule épithéliale.

N : Noyaux.

G : Gouttelettes de graisses.

R : Ringformen de Stangl.

V : Vaisseaux avec épaississement hyalin.

Fig. V. — Gros. : 500/1.

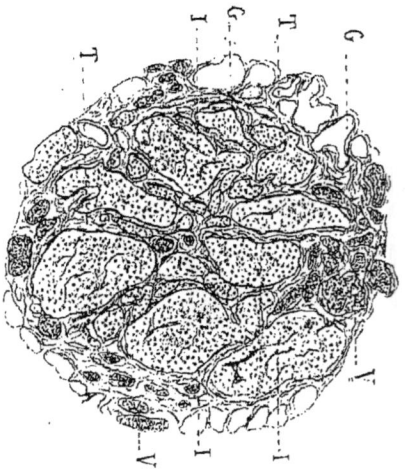

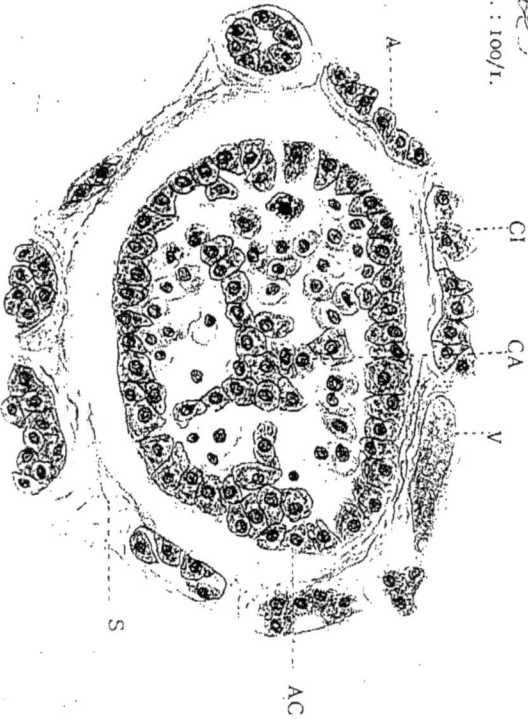

Fig. IV. — Gros. : 100/1.

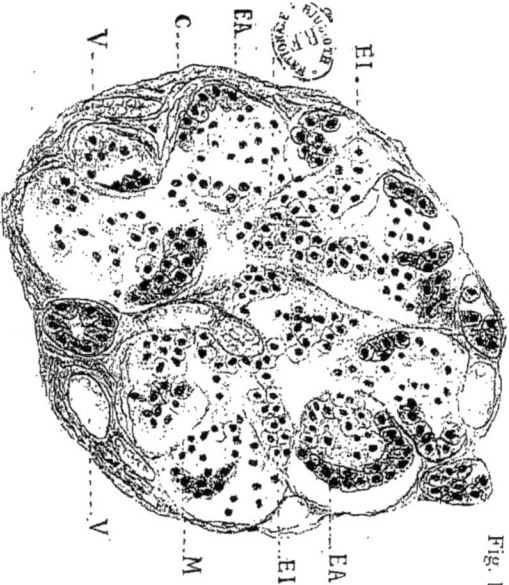

Fig. VI. — Gr. : 600/1.

fielké, ad. nat. del.

Fig. IV. Ilots agglomérés de la région B. Grossissement : 100/1.

I : Ilots.

T : Travées conjonctives scléreuses.

V : Vaisseaux.

G : Graisse dissoute.

Fig. V. Déconstruction acineuse. Grossissement : 5oo/1, coupe prise dans la réglon D.

E I : Cellules insulaires plus c aires.

E A : Cellules acineuses plus sombres, disposées en rangées aciniques.

A : Acini.

V : Vaisseaux capillaires.

M : Gaines amorphes.

C : Capsule.

Fig. VI. Reconstitution acineuse. (Région D). Grossissement : 600/1.

C A : Cellules acineuses plus sombres rangées en palissade à la périphérie de l'îlot ou disposées dans le centre de l'îlot.

C I : Cellules insulaires p us claires.

S : Capsule.

V : Vaisseaux.

A : Acini.

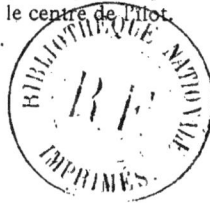

LILLE. — IMPRIMERIE LE BIGOT FRÈRES.

www.ingramcontent.com/pod-product-compliance
Lightning Source LLC
Chambersburg PA
CBHW050103210326
41519CB00015BA/3805